科学的に脳と心を覚醒させる
最強のメンタルトレーニング

株式会社サンリ代表
西田一見

日本実業出版社

はじめに

人が成長し、成功を手にするためには、脳の適切なトレーニングが不可欠です。「メンタルトレーニング」は、そのための効果的な手法として確立され、長年にわたり進化を続けてきました。私たちは既存のメンタルトレーニングをさらに発展させ、不足する要素を補完しながら独自の手法**「SBT」（スーパーブレイントレーニング）**を開発しました。

本書では、「脳が変われば人が変わる」という考えのもと、ＳＢＴを活用して脳と心の力を最大限に引き出す方法を解説しています。

ＳＢＴはスポーツやビジネス、日常生活のあらゆる場面で活用でき、すでに多くの成功事例があり、本書でも紹介しています。

例えば、埼玉西武ライオンズ時代に指導したメジャーリーガーの菊池雄星選手もＳＢＴを学んだひとりです。そして彼の導きで指導した菊池選手の母校の花巻東高等学校では、ＳＢＴを導入したことで選手たちが飛躍的に成長し、全国的にも名門と称される高校へと躍進しました。その結果、大谷翔平選手といったメジャーリーガーを輩出するまでに至っています。また、ビジネスの分野でも、多くの経営者がSBTを実践し、年商何十億、何百億円規模の成功をおさめています。

SBTの核となるのは、「成信力《せいしんりょく》（成功を信じる力）」「苦楽力《くらくりょく》（苦しいことも楽しめる力）」「他喜力《たきりょく》（他人を喜ばせる力）」の3つです。本書ではさらに、正しい目標設定、真のプラス思考、トラブルを歓迎する姿勢といった成功するための心構えについても説明しています。

結果を出し続けるためには、弱気にならず成功を信じる「勝ちぐせ脳」を育てることが重要です。一流の選手や成功者がなぜ継続的に結果を出せるのか、逆に才能がありながら成功できない人がいるのか。

その違いを生むのが「勝ちぐせ」の有無であり、その養成には柔軟な思考と成功を信じる力が不可欠です。

本書では、**最高のパフォーマンスを発揮するために必要な「気」**についても詳しく解説しています。外気と内気の活用、「気」の循環を意識したトレーニングを通じて、集中力を高め、心身のバランスを整える方法を学ぶことができます。

ＳＢＴを効果的に活用するためには、**「脳」と「心」の仕組み**を正しく理解することが重要です。成功する人々は、体力だけでなく「脳」を最大限に活用しています。右脳と左脳の働き、成功に関わるホルモンの作用を知ることで、より効果的なトレーニングが可能になります。さらに、**感情コントロールや瞬時に気持ちを切り替える方法など、実践的なテクニック**も本書では詳しく紹介しました。

「脳」の力を最大限に引き出すことで、私たちは夢の実現を加速させることができます。本書を通じて、多くの方が自身の可能性を見出し、その力を最大限に発揮することが、人生の目標達成へとつながり、その実現の一助となることを願っています。

２０２５年２月吉日

西田一見

目次

SBT

第2章

勝ちぐせ脳と成功を信じる力
——成信力——

SBT

第5章

心を完璧にコントロールして頂点を目指す

――目標設定――

SBT

第6章

「最適戦闘状態」でベストな結果を出す三気法の秘密

SBT

第7章

SBTを支える「脳」と「心」の仕組み

SBT TRAINING

第8章 夢や目標を叶えるためのトレーニング

カバーデザイン ■ 萩原 睦（志岐デザイン事務所）
本文デザイン・DTP ■ 初見弘一　本文イラスト ■ 横井智美
編集協力 ■ 小松崎 毅　校 正 ■ 本多一美

Super Brain Training

第 1 章

勝てる人生を目指すための「SBT」

―スーパーブレイントレーニング―

SBT

1 何が弱くて、結局負けてしまうのか

波風もなく平凡で静かに人生をまっとうするのもひとつの手です。「平穏無事が何より」、それはそれで気持ちのいいものです。不景気が続く中、「平穏無事が何より」な人たち、特に若い人たちの中で、そのような人が増えているように感じています。

しかし**生きること、それは誰もがどこかの場面で知らない間に勝負し、良くも悪くもその結果にそって左右され続けます。どんな些細なことでも何らかの勝敗があります。**

「これまでの人生、まったくツイてないな」

そう思っている人もいるでしょう。それはあなたが色々な節目で負けてしまったから。そこで勝っていさえすれば、そんな負けの意識は脳裏にこびりついていないでしょう。

では勝負における負けの原因とは何でしょうか。私たちがこれまで専門としてやってきたメンタルトレーニングの分野から観察すると、とても明確な心理が発見できます。

その心理をスポーツにたとえてみると、わかりやすいでしょう。

例えばある人の所属するチームが野球の試合に負けました。投手はあなた。序盤はそれなりに抑えていたのに、肝心なところで一発を浴び、試合に負けてしまいました。振り返ると、打たれる直前どこか不安になり、観客の声もわずらわしく感じていたかもしれません。慣れていない球場のマウンドが、急にしっくりとこなくなり、うまく踏み込めなかったような気もします。

これを専門家の目で客観的に観察すると、負けの原因は明白です。

悔しがるその張本人は、最初から対戦相手が強敵だったためにビビっていたのです。そこにチームメイトの凡ミスや、対戦チームの応援団の熱い声援に飲まれて集中できなくなったり、マウンドの状態が気になりだしたり、もしかしたら雨が降ってきたために調子が狂ったのかもしれません。しかしこれらは実力を発揮できなかった原因の一部にすぎません。**こうした様々な気になる要素が全て降りかかり、あなたの心が負けてしまった。それこそが試合に負けてしまった本当の原因なのです。**

▼上野由岐子選手が見てきた世界

北京オリンピックで優勝した女子ソフトボールの不動のエース、上野由岐子選手は、手にマメができた厳しいコンディションの中、世界一の呼び名も高かった強敵アメリカを下し、見事に金メダルを獲得しました。

そこまでのレベルに到達しているわけですから、当然実力は備わっています。ただそれが本番で発揮されるかどうかは、また別の話です。

後述しますが、いざという時に力を発揮する「発揮能力」の高さは、対戦する相手や周囲の環境、体のコンディションには左右されません。重要なのは、発揮能力を充分に活かすための心の強さだけなのです。不安や負けを外部の条件のせいにしているかぎり、勝負には勝てっこありません。

このように、**世界や国内のトップに立つアスリートは、常にどんな状況でもベストパフォーマンスを発揮できるように、自分の心を上手にコントロールしています。**

もし絶体絶命のピンチに立たされたとしても、「ああ、もうだめだ。負けるかもしれない」とは一切考えません。仮にそう思ったとしても、すぐに気持ちを切り替えることができます。心の状態によって発揮される力の大きさが違ってくることや、それによって結果が左右されることをよく知っているからです。

彼ら彼女らは、いつもこう思っています。

「このピンチをチャンスに変えてやろう」

▼天才たちが消えてしまった理由

トップアスリートたちも、誰もが最初からそのようなメンタルで戦うことができたわけではありません。

多くの試合経験を通じて発揮できる能力と心の関係に気づき、少しずつ自分の心をコントロールする術を身に付けていったのです。

トップアスリートになるということは、言い換えればこうしたノウハウが身に付いている結果です。実際、プロの世界でも、数十年にひとりの天才と言われながら、才能を発揮しきれないまま消えていった選手がたくさん存在します。

このように彼らが評価通りの実力を発揮できなかった一方で、どうしてドラフト下位だった選手が世界を代表するトップアスリートとなり得たのか。それは、**彼らが「天才」と言われた選手たちよりも、ほんの少しだけメンタルに対する意識が高かったからです**。

本来なら充分に勝てるだけの力を持った人たちでも、負け続けて表舞台から去ることもあり、ましてや、「一般人」である私たちは、強い相手に到底勝ち目はないと考えがちです。この考えこそが、勝てない、負けぐせのついた自分を生み出しています。

全てはメンタル次第。自分が勝つべき分野で勝つためのメンタルを持ち挑み続ければ、その結果、理想的な自分に生まれ変われるのです。私たちはそれを実際に何度も実現してきました。その裏付けがあってこその、このメッセージなのです。

▼優れた選手になるために必要なこと

スポーツ選手なら、誰もが大活躍して結果を出し続ける、優れた選手になりたいと望んでいるはずです。レギュラー選手になり、チームの主力として活躍したり、個人競技でも世界レベルの戦いに出場して良い記録を出したいと願っているでしょう。

一流のプロ選手となったり、日本代表としてオリンピックのような国際舞台でメダルの獲得を目指すことは、すなわちそのスポーツの頂点に立つということです。

そのために、選手たちは、それぞれのレベルで日々の練習に取り組み、技術を磨いているはずです。しかしそれだけではトップアスリートになることはできません。さらに立ちはだかる大きな壁を乗り越えることが必要です。

それを可能にするのが、メンタルトレーニングであり、それこそがもう一歩ステップアップして優れた選手になるための方法なのです。

生まれつき身体能力が高い選手が、必ずしも優れた選手であるとはかぎりません。

監督やコーチが「あの選手には素質がある」と太鼓判を押し、若いうちからその分野で名を馳せ、マスコミからも注目された選手が、その後、伸び悩むこともあります。逆に、素質がないと見られていた選手が努力によって大きく成長することもあります。これはスポーツの世界では当たり前に起きていることです。

優れた選手が備えている大切な要件は、今日の実力を明日にもっと伸ばし、日々進歩していける能力です。そして、努力して蓄えた実力を試合や大会で存分に発揮できる選手です。

誰からも期待される選手は、大きなプレッシャーに強く、大舞台でも緊張せず、ピンチの時や大きなチャンスなどでも動揺せずに活躍できることが求められます。現在の実力を試合で遺憾なく発揮し、活躍できることが優れた選手の条件です。

つまり、**優れた選手とは、常に成長しつつ、試合で成果を出せる選手です**。そのためには、どのようにすれば今よりもさらに成長し、活躍できるかを具体的に学ぶことが重要です。

これがメンタルトレーニングの本質なのです。

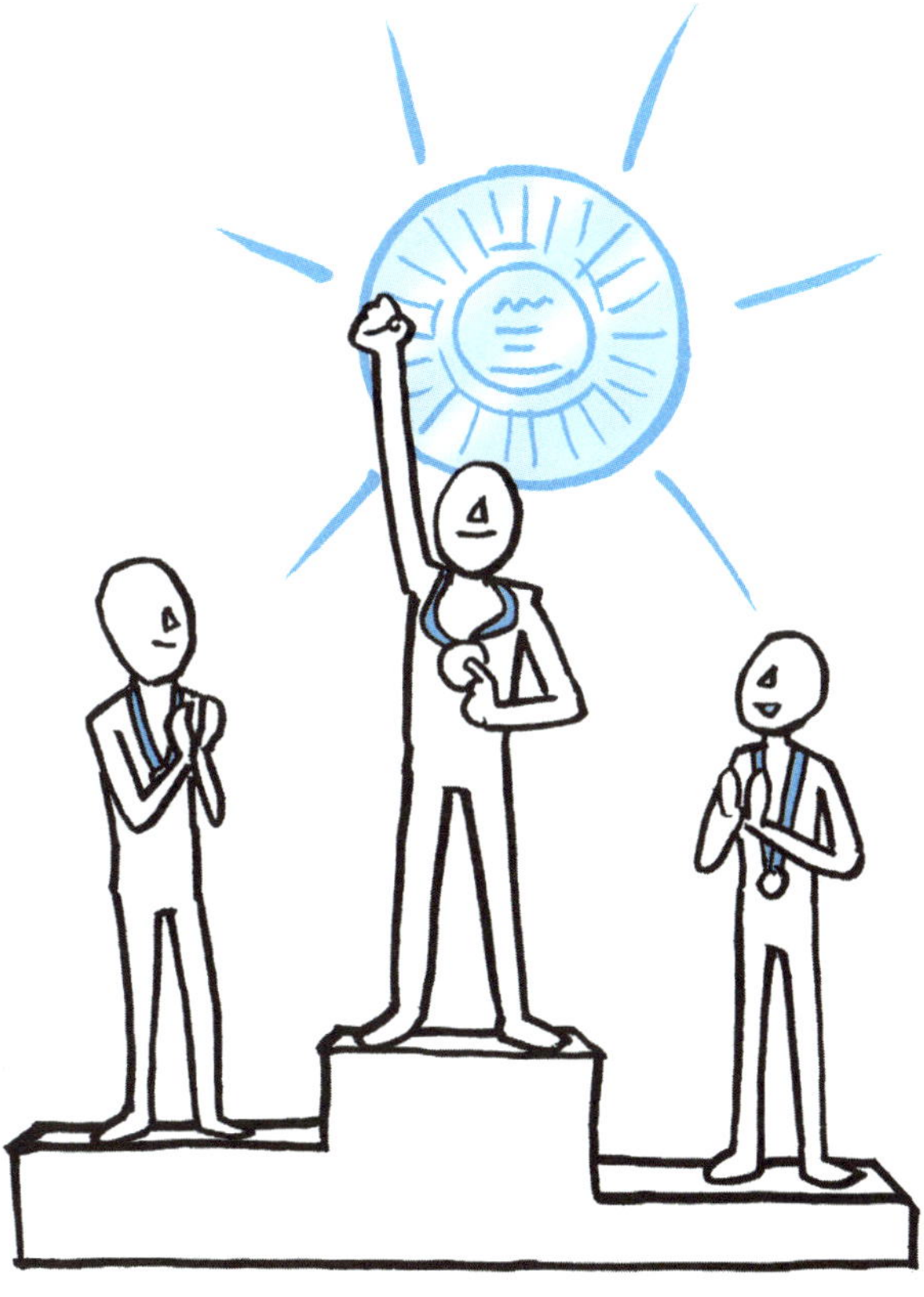

SBT

2 メンタルトレーニングでできること

スポーツ選手は毎日厳しい練習を重ねていますが、同じ指導のもと、同じ練習をしていても、大きく伸びる選手とそうでない選手がいます。その違いは心の状態と関係していきます。

心を整え、それを充分にコントロールする技術がなければ、技術や才能だけが秀でていても、結局実力を発揮することはできません。

心を自分の意志でコントロールし、最高のパフォーマンスを発揮する技術を身に付けるのが、メンタルトレーニングです。

これまで中途半端にしか能力を発揮できなかった人が、使える能力を１００％に近づけることによって、一転、活躍できる選手に生まれ変わることができるのです。

従来のメンタルトレーニングでは発揮能力だけに焦点が当てられてきましたが、私たちが経験を積み上げて開発した**「SBT」（スーパーブレイントレーニング）では、活躍するだけでなく、さらに伸びていける人材の育成を目指しています。**

そのため、本番に向けたメンタルトレーニングだけでなく、日々の生活の中でも心をコントロールする訓練を行っています。

志を持って高い目標に挑戦しようとしても、やはり誰でも始める前から「これは無理だ」「さすがに限界がある」と思ってしまうことがあるはずです。

これはある意味仕方ないことでもあるのですが、しかしこうした否定的な思いが脳の働きを低下させ、体の動きを鈍らせ、思考力や判断力を低下させてしまいます。

よく言われることですが、練習でベストパフォーマンスを発揮できなければ、本番でも実力を発揮することはできません。奇跡がないとは言いませんが、ほぼこれは真実です。

だから練習の中で常に最高のプレーを繰り返し行えることが大切です。

毎日の厳しい練習に本気で向き合うのはとても難しいことです。しかし、**心をコントロールし、最高の自分の状態になって、練習に取り組めるように、そのためのメンタルト**

レーニングを私たちは指導し、その実現を目指しています。

試合でも練習でも、心の状態が選手としての差を生み出すのです。

▼人間が持っている2つの能力

人間には、「保有能力」と「発揮能力」という2つの基本的な能力があります。これは、何もスポーツにかぎったことではなく、受験勉強でも、プレゼンや交渉などといったビジネスの現場でも、要求されるものです。

人間の能力を自動車とガソリンにたとえるとわかりやすいのですが、例えば車のアクセルを思い切り踏み込めば、100%のガソリンを使ってエンジンはフル回転し、最高のスピードに到達することができます。

しかし、踏み込まなければガソリンは50%以下の消費しかされず、エンジンもそれに見合った回転しかできません。ゆっくりのんびりと「快適な」スピードで進んでいきます。

このように**「保有能力」とは、自分が持っている潜在的な能力の源です。**

一方、車で100%のスピードを出すためには、燃料だけでなく、本来のエンジンの機能も大切です。ガソリンがあってもそれを無駄だらけで中途半端に使っているようであれば、いくらアクセルを踏み込んだところで最高速度を実現できません。

これが、「発揮能力」です。つまり**持っている力を無駄なく効率的に、しかもフルパワーで発揮することができる能力が「発揮能力」です。**

日々のトレーニングや学習によって持てるガソリンの量、すなわち「保有能力」を大きくしていき、たくさん蓄えたガソリンをフルパワーで一気に燃焼させる「発揮能力」によって、思いもかけない最高のパフォーマンスが生まれるのです。

私たちが提供するメンタルトレーニングとは、このような絶対的な能力を常に発揮させるための訓練なのです。これによって、あなたは最高の選手（パフォーマー）となれるのです。

ビジネスの世界でも同様です。成功するビジネスパーソンは、日々の業務でスキルを磨き、それを実際の場面で効果的に発揮します。例えば、営業パーソンは顧客との交渉やプレゼンテーションで持てる知識とスキルを活用し、相手を納得させることによって、見事に大きな契約を獲得することができます。

このように、「保有能力」を高めつつ、「発揮能力」を鍛えることは、スポーツだけでなくビジネスでの成功にもつながるのです。

ですから企業においても、明確な目標設定や定期的なフィードバック、ストレス管理、集中力の向上など、メンタルトレーニングの考え方を取り入れることで、個々の社員の成長を促進し、組織全体の成果を上げることが可能です。

スポーツとビジネスの世界には多くの共通点があります。私たちが提供するメンタルトレーニングは、このどちらの分野においても重要な役割を果たします。

▼思い込みが世界を制する！

脳は意外と単純な性質を持っており、「できる」と思い込ませさえすれば、不可能だと思っていたレベルにまで人間の能力を高めてくれます。いざという時に、最高のパフォーマンスを常に再現することができるようになるのです。そのことを常に勝てる脳、つまり

〈 潜在意識につくられた「常識の枠」を超えよう！ 〉

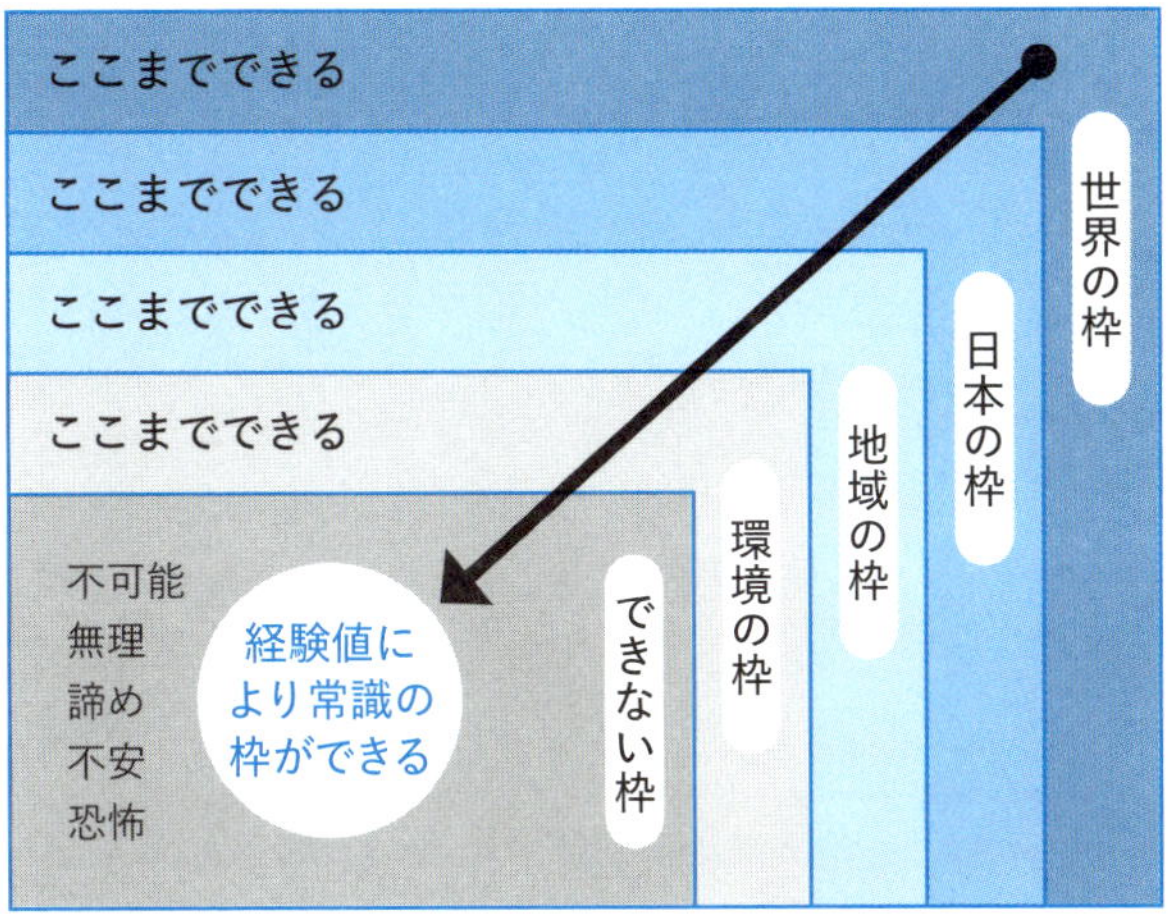

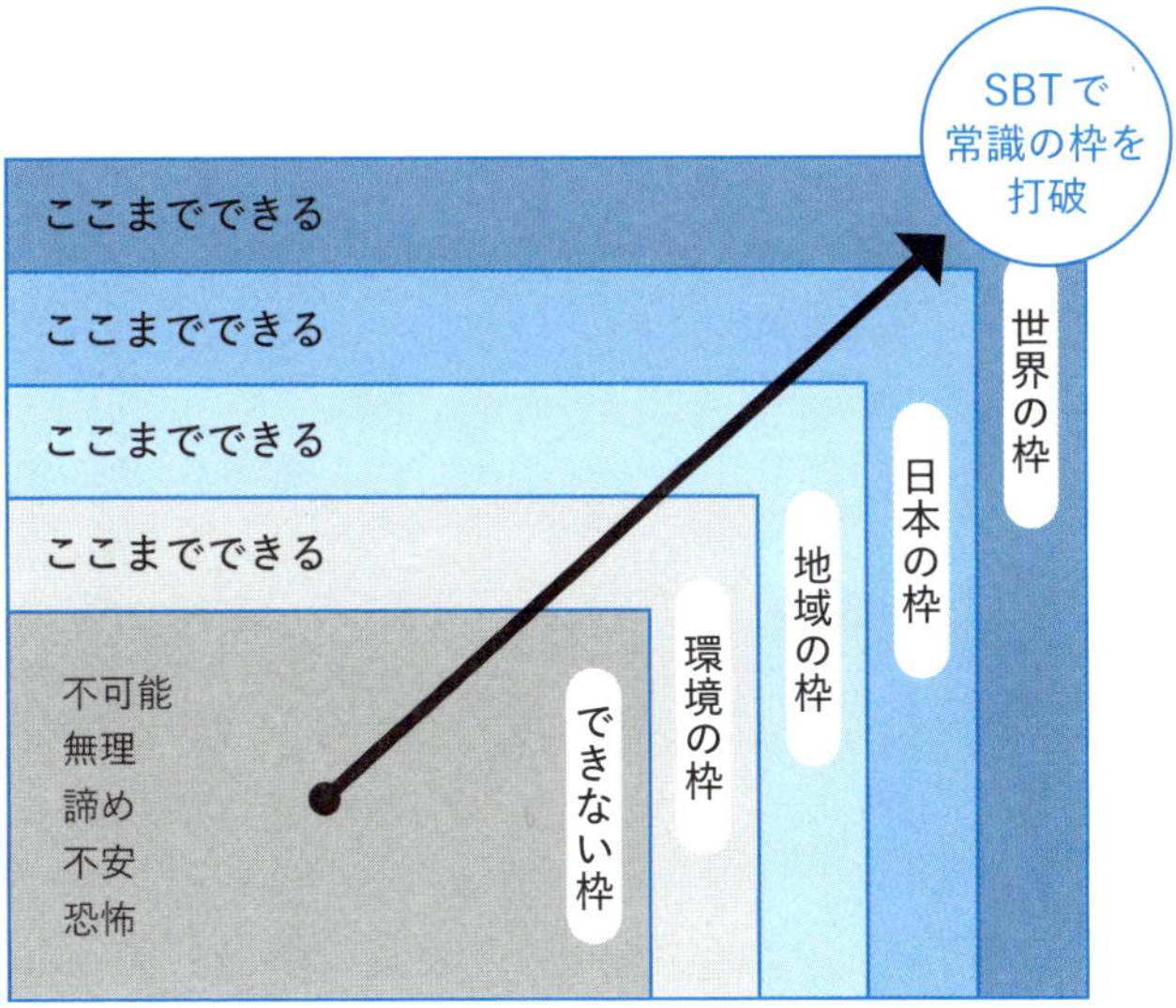

「勝ちぐせ」のついた「勝ちぐせ脳」と、私たちは呼んでいます。

これが、私たちがＳＢＴについて30年以上研究を続けてきた成果です。**単なるメンタルトレーニングを超え、勝ちぐせを脳に植え付けるためのメソッドがＳＢＴなのです。**

メンタルトレーニングは、その時の実力を本番で発揮するためのものですが、私たちはそこからさらに進化し、一歩踏み出したいと考え、常に勝てる「勝ちぐせ脳」の育成に到達できたと言えるでしょう。

SBT 3

勝ちぐせ脳の養成

私たちの研究が矛先を向けたのは脳科学の領域でした。目指しているのは、一般人も奇跡を起こせる「勝ちぐせ脳」をつくり出すことです。長年にわたるこれまでの研究で、スポーツだけでなくビジネスなど社会全般において実現したのが、次のような実例です。

- 長期間赤字だった事業が短期間で黒字に転換した。
- 毎年初戦敗退していたチームが全国優勝を達成した。
- まったくやる気がなかった社員がトップパフォーマーになった。
- 特に才能がないと思っていた主婦が経営者として成功した。

わかりやすい例が、高校生の時点で指導させていただいた大谷翔平選手の成功です。

その当時、花巻東高等学校から「甲子園で勝てるチームをつくりたい」という要請があり、それに取り組んだ際に、そのメンバーの中に大谷翔平選手がおり、現在も大活躍をしています。

そして、花巻東高校でSBTを教えるきっかけは、埼玉西武ライオンズからメジャー入りした菊池雄星投手でした。菊池選手が埼玉西武ライオンズ時代に個人指導する機会があり、その縁で彼の母校の花巻東高校野球部にSBTを教えることになったのです。菊池選手はメジャーのビッグチームをわたり歩き、2024年にはヒューストン・アストロズでワールドシリーズ優勝に手が届きそうになり、その後のFAでロサンゼルス・エンゼルスにチーム最大級レベルの条件で迎えられました。

奇しくもワールドシリーズを制覇したのは、花巻東高校で後輩だった大谷選手のチームであり、菊池選手が移籍したのは、その大谷選手が最初にメジャー入りした時のエンゼルス。そして不思議なご縁でその2人を指導させていただいたのが、私たちなのです。

どこかお2人に因縁めいたものを感じざるを得ません。

▼天才の思考法

一般の人々が奇跡を起こすための脳のトレーニングとは何でしょうか。

わかりやすく言うと、**天才経営者やトップアスリートの脳と、あなたの脳を交換するイメージです**。例えば、憧れの天才経営者やイチロー選手の脳とあなたの脳が入れ替わったと想像してみてください。その入れ替わった視点で生活すると、まったく新しい視界が広がるでしょう。

普通の高校生がイチロー選手や大谷選手の脳と入れ替わった場合、彼の目標はメジャーリーグになるでしょう。なぜなら、彼らと同じプラス思考で努力を日々続けるからです。もしかしたら大谷選手のように、目標達成に向けて目標を高く掲げ、日々実践するようになっているかもしれません。

天才に共通する思考は「必ず実現すると確信していること」です。有名なのは発明王トーマス・エジソンの名言です。

エジソンは電球を発明する際に数え切れないほどの失敗を繰り返しました。普通の人なら、ここで「やっぱりもうできないな。失敗だ」と諦めてしまうでしょう。しかしエジソンは、後世にこのような趣旨の発言をしています。

「私は失敗したことがない。この素材や材料、方法では電気が光らないと発見しただけだ」

失敗は失敗ではない。試行錯誤を２万回も繰り返して、成功する方法を見つけ出しただけだととらえているのです。

この試行錯誤を経て、世界初の電球は生まれました。普通なら失敗と思ってしまう出来事も、逆側からとらえれば「正解は別にある」という知見を得たことになります。

こうした思考の果てに、偉大な結果が導かれたのです。このような**天才の思考法を、できるだけ短期間で体系的に身に付けるのが、ＳＢＴなのです。「勝ちぐせ脳」をつくり出すＳＢＴは、大脳生理学と心理学を融合させたものです。**

かつては「天才は脳細胞の数が多い」と言われていましたが、実際には脳細胞の数に大きな個人差はありません。ノーベル賞受賞者の脳も、私たちの脳も、約１６０億個の細胞から成り立ち、基本的な性質はほぼ同じなのです。

違いはどれだけ効率良くコントロールするか。その仕方を身に付けることにより、「凡人」の私たちでも脳を最大限に活用することで絶大な効果を発揮します。

▼成功に導く３つの力

本来なら大きな違いのないはずの私たちですが、なぜ成功する人としない人に分かれてしまうのでしょうか。

それは、脳が何を考え、どのように感じるかという「心理的なコントロール」ができているかどうかの違いです。

天才経営者や天才アスリート、成功者たちには共通点があります。それは「プラス思考＋プラスイメージ＋プラス感情」を維持できることです。この３つの要素を意識的にコントロールできれば、誰でも成功者のように驚異的な能力を発揮できるのです。

私たちが常にプラス思考、プラスイメージ、プラス感情を持続するための、重要な３つの能力があります。それは次の通りです。

□成功を信じる力（成信力《せいしんりょく》）

成功を確信することで、脳はその実現に向けて働きます。自分の成功を信じることで、自然とポジティブな行動が引き出されます。

□苦しいことも楽しめる力（苦楽力《くらくりょく》）

困難な状況でもそれを楽しむことで、脳はポジティブなエネルギーを生み出します。苦しいことも楽しめることで、挑戦を前向きに受け入れる力が養われます。

□他人を喜ばせる力（他喜力《たきりょく》）

自分の成功だけでなく、他人の喜びも大切にすることで、ポジティブな感情が増幅されます。他人を喜ばせることで、自分自身の満足感や達成感も高まります。

この3つの能力を活用することによって、目標を達成し、成功にいたることができるのです。それでは次章以降で、この3つの能力をそれぞれもう少し掘り下げて見てみましょう。

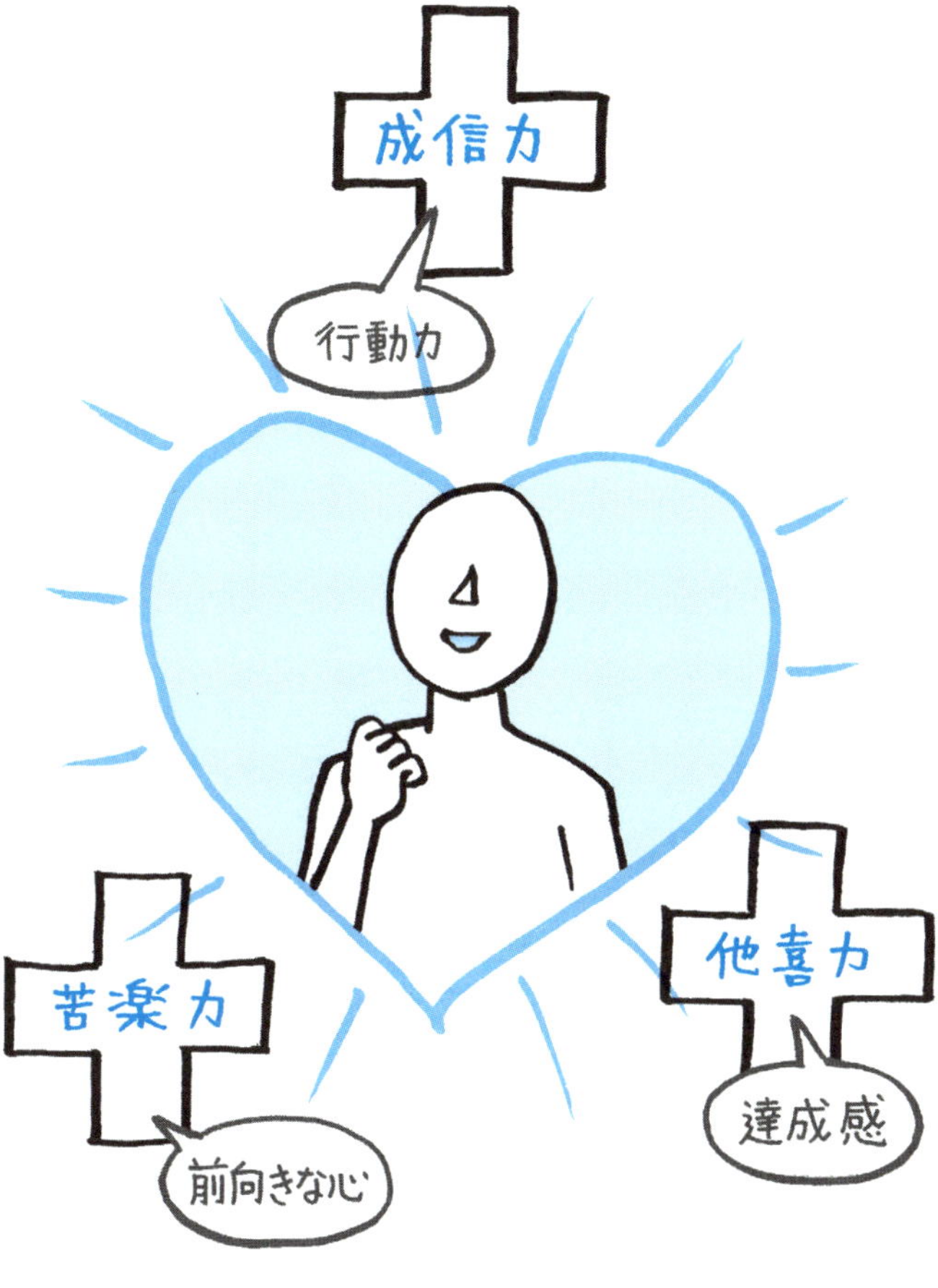
成信力
行動力
苦楽力
前向きな心
他喜力
達成感

Super Brain Training

第 2 章

勝ちぐせ脳と成功を信じる力

──成信力──

SBT

1 あなたの「常識」が邪魔をする

私たちは物事を自分の考えうる範囲の領域の中で判断し、「これはできる」「これは無理だ」という判断を下します。これは、ごく一般的な人間の思考です。

「この50メートルの切り立った崖から飛び降りる」

こういうことはほぼ無理です。

しかし、

「テストで学年トップの成績をとる」

これは現在の学力にもよりますが、100%無理なことではないでしょう。

そこまでの成績をとるだけのやる気があるのか。また、その時の体調や教室の状況、他の成績優秀者の結果など、左右されるシチュエーションは多々ありますが、要は努力すれば達成できるかもしれないのです。崖から飛び降りるよりは、はるかに現実的です。


これはあなたの「常識の枠」が関係しています。崖から飛び降りて生還することは、常識的には不可能です。しかし、テストで学年トップに立つことは、まったく不可能なことではありません。


では、なぜできないと思うのか。

それは、苦手な科目がある、優秀なライバルがたくさんいるなど、否定的な項目がいくつかあるからです。

でも、それは本当にそうなのでしょうか。

あなたができない、もしくは勝てないと思っている、という「あなたの中の常識」が邪魔をしているのではないでしょうか。客観的に見れば、「必死に勉強して結果を出せばいいじゃないか」という、この程度のことなのです。

「できない」というのは、あなた自身が、そこで「ダメだ」「勝てない」「無理だ」という、「負け」を最初から思い描いているからに他なりません。「別に気にせず本気でやれば勝てるのでは」。そんな程度のことに、あなた自身が自分で制限を勝手にかけているだけなのです。これはいわば「負け」発想にとらわれた脳です。

私たちが目指しているのは、絶対に負けないという前向きの気持ちを常に持った「勝ち」の意識を携えた脳です。これを私たちは「勝ちぐせ脳」と呼んでいます。

▼一般人に奇跡を起こす勝ちぐせ脳

私たちは、長年「勝ちぐせ脳」のつくり方を研究してきました。その成果が**「SBT」（スーパーブレイントレーニング）**です。

その研究のとっかかりとして、最初はメンタルトレーニング、すなわち「勝つための心理」を鍛えるところから始めました。しかし、その過程で大きな壁にぶつかったのです。

なぜなら、私たちが目指していたものと現実との間に大きなズレを感じたからです。

メンタルトレーニングは、自分の実力を本番で発揮するためのトレーニングです。例えば、実力が非常に高い人でも、いつも試合や試験でその力を半分しか出せない場合、メンタルトレーニングが必要となります。

ただし100点満点に近い実力を持つ人は、社会の中でごくわずかしかいません。現実はそれ以外の誰もが低いながらも実力を発揮して、できるだけ100点満点に近づけようと頑張っています。**私たちが目指していたのは、一般的な人々でも驚くべき力を引き出すことができるトレーニングを開発することでした。**

具体的には、20点の力しかない人が100点、さらには200点のパフォーマンスを発揮できるようにする方法です。

これができれば、100点の才能を持つ人に対しても、20点の力しかない人が驚くべき力を発揮して100点のパフォーマンスをして勝てる可能性があるのです。

そこで私たちは、脳研究の領域に踏み込むことにしました。私たちが「勝ちぐせ脳」のつくり方で目指しているのは、簡単に言えば、**一般的な人々に奇跡を起こす**ことです。

例えば次のようなことが実現可能なケースとして挙げられます。

- ずっと赤字だった事業が短期間で黒字転換する。
- 毎年地区予選で1回戦負けだったチームが全国優勝を果たす。
- クラスで最下位だった子供が東大に入学する。
- 平凡な主婦が起業してカリスマ経営者になる。

これらは、一見奇跡のように見えるでしょう。しかし、100%無理な夢物語ではありません。実際にあり得ることなのです。

こうした、想像を超えた結果を現実に引き寄せるために必要なのが、「勝ちぐせ脳」です。

▼勝ちぐせ脳に必要不可欠な3つの力

一般的な人々に奇跡を起こすための脳のトレーニングとはどのようなものでしょうか。

「勝ちぐせの脳」をつくり出すSBTは、大脳生理学と心理学を基盤にしています。**脳だけでも、心理だけでもなく、両方を融合させることで初めて大きな効果が得られるからです。**

天才は脳細胞の数が多いと考えられていた時もありましたが、実際には脳細胞の数に大きな差はなく、**重要なのは、脳が何を考え、どう感じるか、つまり心理的なコントロールです。**

私たちの長年の研究によってわかったこととは、成功者に共通するのは、「プラス思考」「プラスイメージ」「プラス感情」ということです。

これらを維持できるように心理的なコントロールを可能にすれば、誰もが驚異的な能力を発揮できるようになります。

そのためには1章末で紹介した3つの能力が必要です。それが「成功を信じる力（成信力）」「苦しいことも楽しめる力（苦楽力）」「他人を喜ばせる力（他喜力）」です。

ここでも改めて説明しておきます。

□成信力《せいしんりょく》（成功を信じる力）

成功を信じる力は、頑張りさえすれば自分の能力や努力が成功につながると確信すること。そのためには努力が必要。努力を苦にしない思いがないと、挑戦の前に挫折しやすい。

□苦楽力《くらくりょく》（苦しいことも楽しめる力）

苦しい状況や困難なタスクを楽しむ能力。苦労を成長や学びの機会とみなし、そこから楽しみを見つけ出せる人は、長期的な成功を得やすい。

□他喜力《たきりょく》（他人を喜ばせる力）

自分の成功以上に他人の成功や幸福を喜ぶことができる力。これはリーダーシップやチームワークにおいて重要で、他人を鼓舞し、協力体制を強化する。

これら3つの力について、理論と技術を駆使して、私たちは「勝ちぐせの脳」をつくり出す方法を探求し続けています。

SBT

2 成功することはとても簡単

誰でもいつかは成功したいと考えているのではないでしょうか。その目的は地位や名誉か、お金か、世の中への大きな貢献か。成功によって手に入れたいものは、人によって異なります。いずれにせよ、人は大きな何かを求めているのです。

しかし、その一方で、多くの人々は成功することがとても難しいと感じています。例えば、東京大学に入学する、全国のスポーツ大会で優勝する、営業のトップに立つなどの希望があったとしても、目標にするとなると、その難易度の高さに不安が生じ、達成は困難だと考えてしまいがちです。そして、多くの人が成功を手に入れる前に諦めます。

しかし、ひとつ大事なことを見落としています。**私たちが認識すべきことは、「成功することは実はとても簡単である」という事実です。**

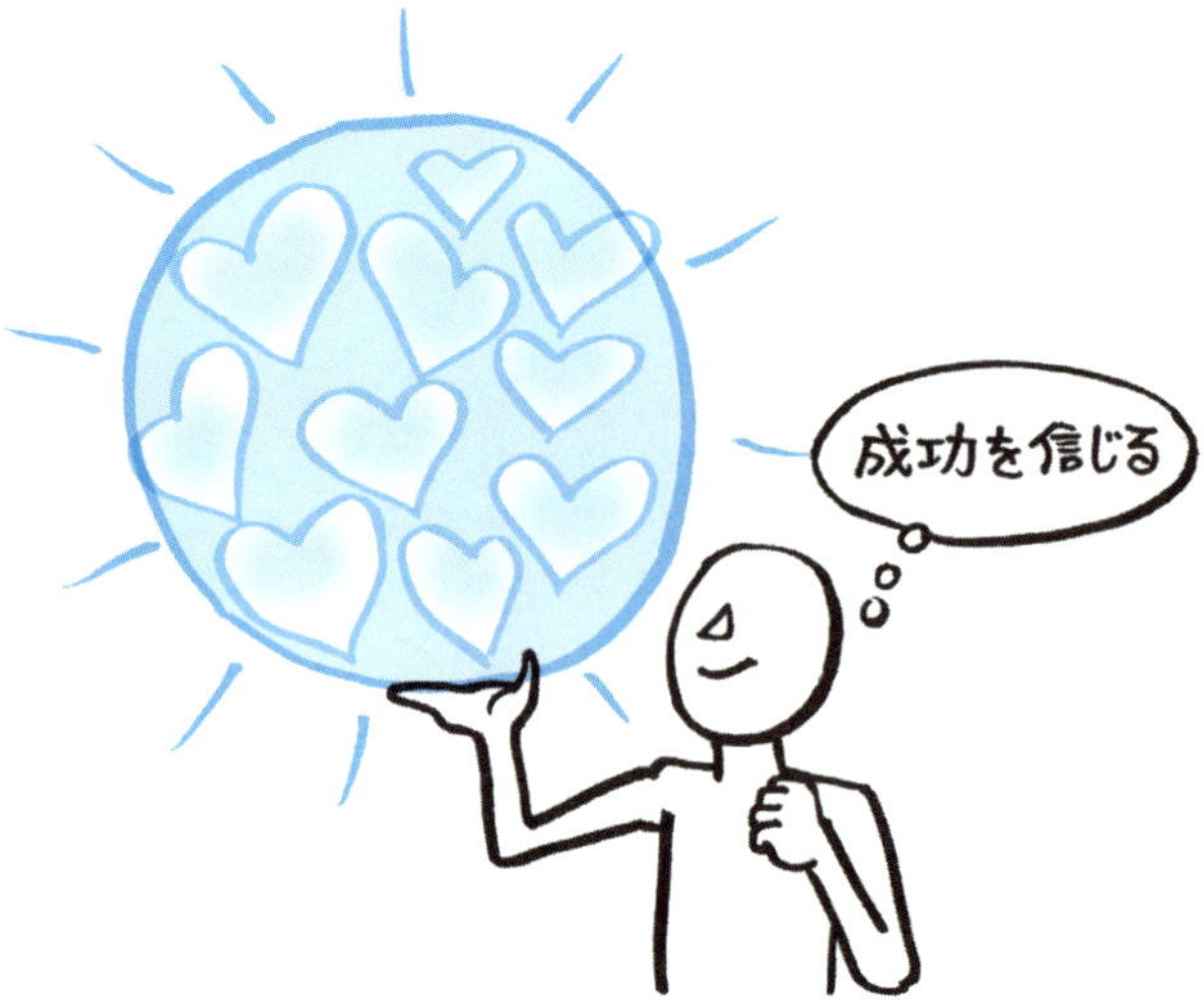

成功しない理由のひとつは、「成功を信じられないから」に他なりません。

逆に言えば、何の疑いもなく成功を確信している人は、最終的に成功を手に入れることができるのです。むしろ、必ず成し遂げられる成功に、ワクワク感を持っているのです。

このワクワクしながら成功を信じる力を「成信力」と呼びます。

▼成信力の本質

成信力とは、心を支える不思議な力です。

言葉的には、「精神力」に「成功を信じる力」の漢字の「成」と「信」を当てている造語ですが、言い得て妙だと思いませんか。成功を信じる力があるから、強い精神力がついてくるのです。

この成信力を持つ人が必ず成功者になることができます。強ければ強いほど、理想の成功に近づきます。

例えば、プロゴルファーが最終ホールでプレーオフに持ち込まれた時や、サッカーのワールドカップでPK戦に突入した時など。これらのシーンでは状況がイーブンであるわけですから、両者の実力もほぼ同等と言えるでしょう。しかし結局、勝敗が決まります。

実力が拮抗している場合に、勝敗が決まってしまうのは、どちらが「勝てる」と強く信じているか、どちらが成功を確信しているかに左右されます。

絶対に勝てると信じた側は失敗をしません。しかし、何となく不安がよぎってしまった側は、その段階で負けが決定してしまいます。案の定、最後にミスをし、相手に勝ちを譲ってしまいます。

この信じる力が成信力であり、勝敗を左右する大きな要因となります。

このような成信力を持っている人々は、困難に直面しても決して諦めません。彼らは成功するまで挑戦を続け、失敗を経験として積み重ねます。彼らが信じているのは、常に勝つこと、うまくいくことだけです。それをワクワクしながら待っているのです。

このポジティブな信念が、成功者たちを強くするのです。

ビジネスの世界では若くして起業し、大成功をおさめた人たちがたくさんいます。ビル・ゲイツやイーロン・マスクなどのように、世界に影響を及ぼす実業家も数え切れません。そんなすごい成功者を見ると、多くの人は「平凡な自分には無理だ」「彼ら彼女らは頭が良いから成功したのだ」と思うかもしれません。

ビジネスで成功するためには、業界の仕組みを知ったり、新たに工夫して築き上げたり、誰もが考えなかった方向に取り組んで不可能を可能にしてみせたり、という能力が必要とされる場合も多いです。確かに観察眼や発想が並外れていることもあるかもしれません。

しかし、実際には成功に必要なのは知性や特殊な能力だけではありません。

前述の発明王エジソンのように、学校では落ちこぼれていた青年が、できると信じて前向きに何度も挑み続けた末に、偉大な発明に結び付いた例もある通り、**平凡な人間でも願い続ければ、挑戦する原動力を生み出すことができるのです。**

▼どれだけの人々が成功を信じていられるのか

「成功を信じるだけで成功するなら、誰も苦労はしない」と考える人も多いかもしれません。実際、成功を信じ続けることは、メンタルトレーニングを行って鍛えていかないと、かなり難しいことでもあります。

人間の思考には次の5つのタイプがあるとされています。

①投げやりの〝5%〟

何に対しても無関心で、どうでもいいと感じているタイプ。このタイプの人は、何事にも情熱を持てず、挑戦する意欲が湧かない。

②諦めの〝45%〟

やろうと思ったことを、途中で諦めてしまうタイプ。このタイプの人は、最初は高い目

〈人間の思考の５つのタイプ〉

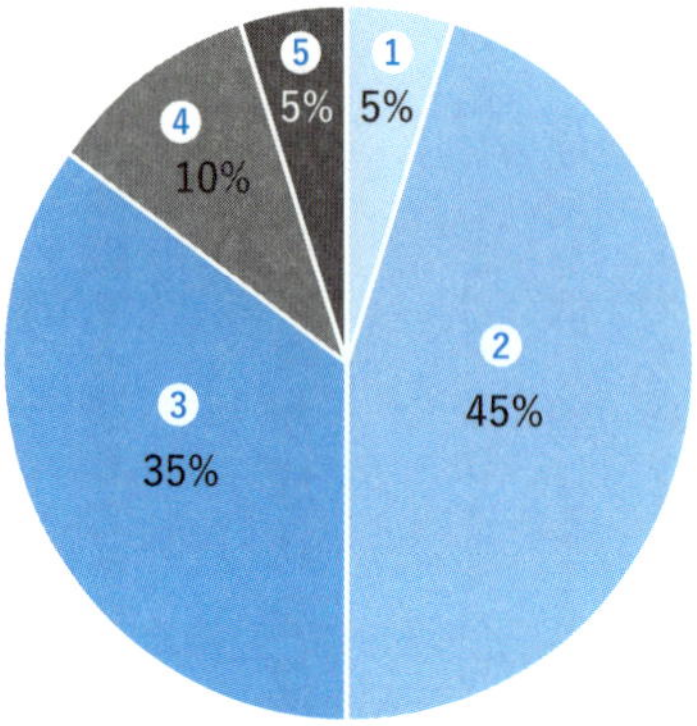

①「投げやりの５％」のタイプ
②「諦めの45％」のタイプ
③「成り行きの35％」のタイプ
④「上昇の10％」のタイプ
⑤「勝ちぐせの５％」のタイプ

標を掲げても、困難に直面するとすぐに諦めてしまう。

③成り行きの〝35％〟

目標を変えてしまうタイプ。このタイプの人は、目標に向かって努力を続けるが、途中で目標を変更してしまいがち。結局たどり着けないまま転々としてしまうことが多い。

④上昇の〝10％〟

勝ちたい、一番になりたいと思い、目標達成を目指すタイプ。このタイプの人は高い目標を持ち、それに向かって努力を続けていく。しかし、成功を確信しているわけではない。

⑤勝ちぐせの〝５％〟

常に勝てる、一番になると信じて行動し、目標を達成するタイプ。このタイプの人は、成功を確信しており、成功するまで努力を続けることもできる。その信念が行動に表れる。

成功を目指すためには、この「勝ちぐせの5％」に自分を入れることが重要です。簡単なことではありませんが、成信力を養うことでそれは可能になります。

▼成功者たちを強くするポジティブな信念

発明王エジソンがそうであったように、最終的に成功する人たちは、失敗しても決して諦めません。彼らは成功するまで挑戦を続け、失敗を経験として積み重ねます。

成功者たちが信じているのは、常に勝つこと、うまくいくことだけです。これが、成功者たちを強くするポジティブな信念です。

決して「頭が良かった」「運が良かった」のではなく、成功すると強く信じて諦めなかっただけなのです。

成功者たちは失敗を恐れずに挑戦を続けます。失敗すると、それを学びの機会ととらえ、

次に成功するためのステップとして活用します。まさにエジソンが得続けた「こうやるとうまくいかない」という知識です。このようなポジティブなアプローチが、彼らの成功を支えているのです。

私たちの脳の仕組みを理解すると、なぜ頭が良すぎると成功できないのかがわかります。そのことについて次項で説明しようと思います。

SBT

3 感情を伴った脳の記憶のすごさ

大脳は右脳と左脳に分かれています。この**左右の脳は、それぞれ持っている機能が異なる**ことがわかっています。

そのうち**右脳には、主に画像やイメージを処理する能力があり、右脳でイメージした情報は大量かつ深く記憶されます。**

その実例を紹介しましょう。

私たちはセミナーの際、受講者のみなさんに30個の物の名前を次々言ってもらいます。イチゴ、机、自動車、象など、ジャンルを特定していないので何の関連性もないものが羅列されます。

これらの挙げていただいた30個の単語を、私たちはすぐに覚えることができます。これ

〈右脳でイメージした情報は大量かつ深く記憶される〉

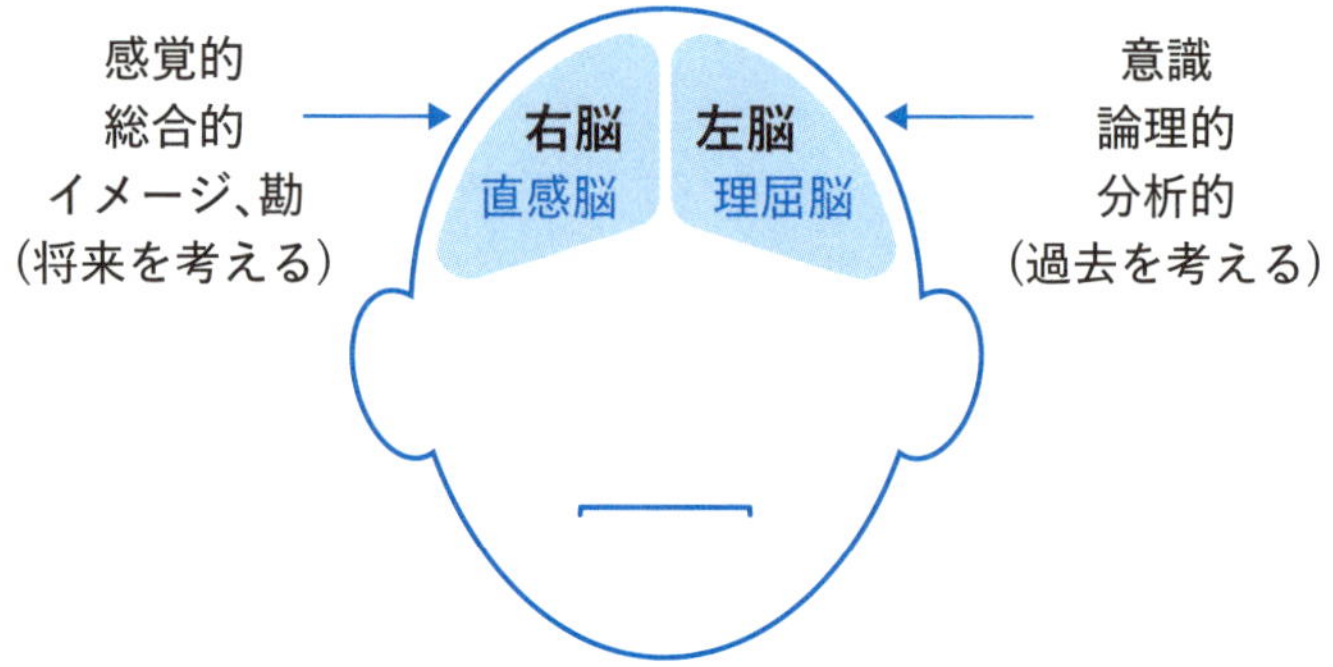

はパフォーマンスとしても受講者のみなさんに驚きとともに楽しんでもらっていますが、実は、これは感情と記憶が関連づいていることを証明しているのです。

私たちが30個の単語をすぐに覚えることができる理由は、感情とともに物の名前を記憶しているからです。

例えば、イチゴを覚える時は「おいしいイチゴ」として記憶します。おいしかったイチゴのイメージを、体の部分、例えば1番と決めている額に貼り付ける感じです。

これによって、1番・額にあるのはおいしいイチゴと決まります。

この要領で、体の30箇所に挙げられた30個の単語を、数字と感情とをセットにして記憶するわけです。

これによって、誰かに数字を挙げてもらえれば体に結び付いた単語を、そして単語を挙げてもらえればその逆のパターンで体に連携されている数字を答えることができます。

これは単純な暗記とも違うので、その時だけではなく、ある程度の期間は、記憶にとどめておくことができます。

このように**感情を伴った記憶は非常に強力なものです。私たちの記憶には、感情が深く関与しています**。

例えば小学校の夏休みに初めて行ったキャンプ、中学校の頃の合宿、親友の結婚披露宴など。ある特定の曲を聞くと当時のことがよみがえったり、彼女や彼氏と別れた時のことが思い出されて切なくなったりするなど、似たり寄ったりの経験は誰にでもあるはずです。

▼マイナス思考の影響

感情を伴った出来事は強く記憶に残ります。そして、人間はプラスの感情よりもマイナ

スの感情を伴った経験をより深く記憶する傾向があります。

例えば、失敗や恥ずかしい思い出、怖い経験などは、楽しい出来事以上に強く記憶に残ります。これは人間が生存のために、ネガティブな経験を避けるように進化してきた結果です。

仕事のうえでも、同僚を助けるつもりで手伝いを申し出た際、冷たく断られたことで不快な感情が残ることがあります。

「ある曲を聞くと別れた時のことを思い出す」という経験も、出会った頃の思い出より強いに違いありません。

このように感情が激しくマイナスの方向に揺り動かされた時、人間はその経験を強烈に記憶にとどめてしまうのです。これがネガティブでマイナスの思考につながってしまいます。

仕事やプライベートでのストレスやトラブルは、ネガティブな感情を引き起こしやすいものです。上司から叱責されたり、人間関係のうえで引き起こした摩擦は、強いストレスとなり、マイナス思考を助長します。

そんな時にその上司にまた声をかけられたり、摩擦を起こした相手に会ったりするだけで、嫌な気分になり、「また何か良くないことが起きるのではないか」と考えてしまいます。

このようなマイナス思考が一旦生まれるとポジティブな行動を阻害し、本当はうまくいくことであっても、わざわざ良い展開の道を閉ざし、マイナス方向へ向かってしまうことさえあるのです。

▼頭の良い人ほどマイナス思考になる

実は頭の良い人ほど、マイナス思考に陥りやすい傾向があります。

脳は左右に分かれていて、左脳は論理的な思考を、右脳はイメージなどの分野を司っています。

この左脳（いわゆる理屈脳）は、右脳が描いたマイナスイメージを論理的に分析してしまうため、結果としてマイナス思考が強くなってしまいます。これは、**右脳が感情を伴っ**

た記憶を強く保持し、左脳がそれを論理的に分析することで、結果的に強力なネガティブ思考が生み出されるというメカニズムです。

頭の良い人は失敗を恐れ、リスクを避けようとする傾向があります。その時、頭の中で行われていることとは何か。

頭の良い人は、過去の失敗やネガティブな経験を思い出し、それを回避しようとする論理を頭の中で組み立ててしまうのです。

「何か嫌だな」「また前みたいな嫌なことが起きたらどうしよう」「どう考えてもこっちが不利じゃないか」などなど、物事に対して良くない反応を示す理屈は様々ですが、**このようなネガティブ論理を組み立てることにより、起こってもいない危機を回避し、結局新しい挑戦に対しても慎重になり、取り組もうとさえしないことになりがちなのです。**

ところがひとつの疑いもなく成功を信じていると、このようなネガティブな発想は生まれなくなり、「必ずうまくいく」「きっとおもしろいことが目の前に広がる」という期待が膨らみ、「**ワクワク**」した気持ちで新しいことに挑戦していきます。

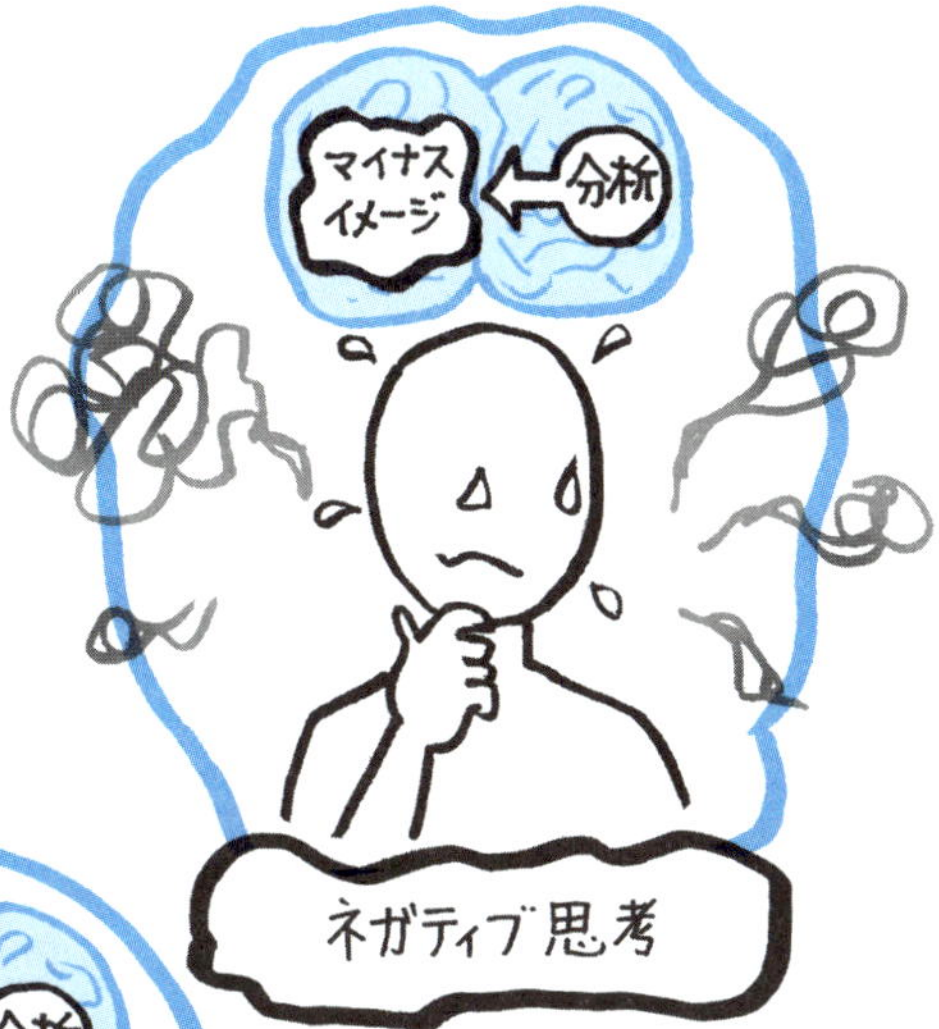
マイナス
イメージ
分析
ネガティブ思考

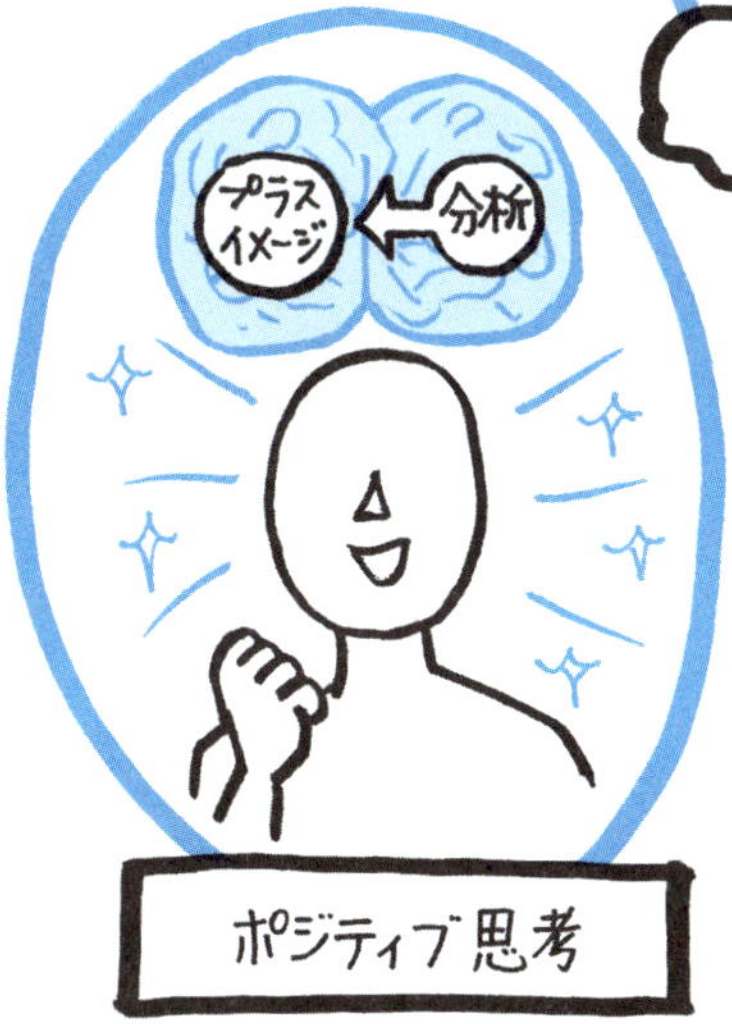
プラス
イメージ
分析
ポジティブ思考

多少失敗したとしても、「こうしたから失敗したのか。わかったぞ。だったら今度は別の方法でもう一度挑戦してみよう」と考えます。

こうして再挑戦し、何度目かにクリアすることができれば、それは「やっぱりうまくいった」というプラスのイメージになります。ここで本人は成長でき、さらに良い結果も生まれ、大成功です。

それは、自分が成功を信じているからこそ実現できたわけです。

まずは成功を信じる力、成信力を持つことがポイントです。

プラス思考とプラスイメージ、プラス感情を上手に利用し、良い感情を伴った記憶を活用し、ポジティブな信念を持ち続けることで、成功への道が開けるのです。

こうした成功は、実は誰にでも可能であり、そのために必要なのは成功に対する強い信念と持続する力、成信力なのです。

Super Brain Training

第 3 章

苦しいことも楽しみながら乗り越える

――苦楽力――

SBT 1

成信力をさらに高めるために

前章では成功を信じる力、「成信力」についてお話ししました。その成信力の重要なキーワードとなるのが「**ワクワク**」という言葉です。

目標に向かって、成功することに「ワクワク」しながら取り組むことで、脳はポジティブなエネルギーに満ちあふれ、成功への道が開けます。

しかし、**成信力だけではどうしても補いきれず足りない状況が出てきます。どんなにワクワクするイメージで毎日仕事に励もうとしても、どうしてもワクワクできない、苦しい状況が訪れることがあります。**ほんの些細なことでも、一旦気になるとどうしてもそこにとらわれてしまい、

「気になる」
↓
「不安になる」
↓
「失敗するかも」

という流れに巻き込まれがちです。

「聖人君子」のレベルまで達していたら別かもしれませんが、まだまだ修業中の、「ワクワクの途中」にある人は、どうしても心が揺らいでしまうでしょう。

ここを乗り越えるのが大切なのですが、そう簡単に乗り越えられないというのも事実です。そうなると、脳はマイナス感情に陥り、本来の力を発揮できなくなります。

この時に必要となるのが、**真のプラス思考ともいうべき「苦楽力」です**。本章では苦楽力について説明していきましょう。

▼プラス思考の誤解と落とし穴

プラス思考とはいったい何でしょうか。

この質問に対して多くの人は、「どんなことが起きてもポジティブに考えること」「始めれば何とかなるさと思って始めること」「成り行き次第で進めばいいやと思うこと」などと答えるかもしれません。

しかし、このような考え方だけでは不充分です。私たちは、そのような人々を「**プラス思考勘違い人間**」と呼んでいます。

本当のプラス思考とは、どんなに困難な状況でも楽しみながら乗り越える力です。

「苦しいことも楽しめる」というところから、これを「苦楽力」と呼んでいます。この**苦楽力がある人は、どんなに困難な状況に直面しても、それを楽しみながら乗り越えることで成長すると疑わず、脳をポジティブに保ち、最高のパフォーマンスを発揮します。**

これにより、困難を乗り越え、成功を実現することができるのです。

苦楽力を理解するために、プラス思考を勘違いしているケースをもう少し詳しく見てみましょう。もし最悪の状況を想定せずに、プラスのことだけを考えることがプラス思考だと思っていると、だいたい次のような4つの問題が起こりがちです。

□思い付きの計画で動く

例えば、「今、飲食業界では唐揚げがブーム」と聞いて、それまでの自分のキャリアを無視して「唐揚げ専門店を開こう！」と決めることです。飲食業界の状況を考慮せず、まったく業界経験もないまま、「まずは挑戦だ」とばかりに信じ込んで無計画に行動してしまったケースです。

このように「自分を信じてやってやるぞ！」と勢いだけで動くことが多いです。他にも、ラーメン店やタピオカ店、パンケーキ店など、ブームになったものの、気が付いたら消えていたというお店は身近にたくさんあるのではないでしょうか。

□最善を求めるが途中で求めなくなる

最初は「世の中になかったオリジナル商品をつくって、年商10億円の会社にするぞ！」と高い目標を掲げても、途中で「やっぱり景気が良くないよな。今でも何とか持ちこたえているし、現状維持でまあいいか」と目標を下げてしまうパターンです。

ベストを求める気持ちはあるものの、途中でその情熱が薄れてきた場合は要注意です。

□問題点があってもチェックせずに平気でいる

例えば、起業したのに結局は自転車操業で、「なぜこんなにお金がないんだろう？」と問題点に気づいてはいるのですが、「細かいことを気にしてもしようがないからまあいいか」と自己納得してそのままにしてしまいます。

問題点を見すごして適切な対策を講じないまま進めてしまうのは、現状を見たくない気持ちはわかりますが、失敗につながる可能性がかなり高くなります。

□結果を出さず無責任が平気になる

「今期も赤字で2年連続だ。でも市場規模が年々縮小しているし、俺の経営の仕方が悪いわけじゃない」と自己弁護し、「時代が悪いんだ」と責任を他に転嫁します。「まあ、焦らず気楽に行こう」と結果を出す努力を怠り、無責任でいることが平気になってしまいます。何なら、自分が無責任な態度をとってしまっていることにすら気づいていません。

以上のように、**唐突に思い付いた単純な発想や計画で、「一発当てよう」という気分で行動した事業や企画を実現しようとしたり、ノーチェックで進めることがプラス思考だと勘違いしている人々がいます**。

よく「走り出してから考える」すなわち「考える前に即行動」を善しとする風潮があり

ますが、例えば新聞記者が特ダネをすっぱ抜くような時には即行動かもしれませんが、それはごく一部の業界のことで、早いだけがいいというわけではありません。

もちろん、見たこともない斬新なアイデアは他人が思い付く前に実行すべきでしょうが、その企画内容に吟味は当然必要です。関係部署などとの相談や打ち合わせなども必要でしょう。それを踏まえたうえでできるだけ早く、ということなのです。今日思い付いたから明日には早速動き出そう。これはあまりにも無計画すぎます。とてもNo.1になることはできません。思い付きの行動と自己満足だけでは失敗は目に見えているのです。

▼真のプラス思考とは

真のプラス思考には、ポジティブなマインドセットを持ちながらも、現実的な視点を持ち続けることが重要です。思い付きの行動は現実的な視点を持っているとは言えません。

まずその事業や企画について、問題点を見すごさずに積極的に取り組み、現実的な計画を立て、それに基づいて行動することが必要です。

最悪のシナリオを考慮し、リスクをしっかりと管理することも忘れてはいけません。

また、**真のプラス思考を持つ人間は、あらゆる苦しい状況に直面しても、それを楽しむことができる人です**。

プラス思考を勘違いしている人とは異なり、真のプラス思考を持つ人は、「ワクワク」できない苦しい状況が訪れても、左脳の危機管理能力と右脳のイメージ能力をフルに活用し、どんなことがあっても成功すると考えられる人です。これは、本章で詳しく説明する「苦楽力」にも関わってくる重要なポイントです。真のプラス思考を持ってビジネスに取り組むには、次のような視点があるかを見直したほうがいいでしょう。

□計画を実行に移す前に危機管理ができているか

自分の強みを活かせるか、万が一の際に相談できる相手は誰か、どのくらいの期間でどのくらいの損失で撤退を決めるかなど、あらゆることをシミュレーションする。

□実行段階では途中で何があっても最善を求め続けているか

計画段階で立てた目標を達成するまで、どんなことがあってもやり抜くという思いを貫き、ブレずに行動する。

□実行中は絶えず問題点の徹底チェックを行っているか

何をどう改善すればもっと良い結果が出るのかを常に考え、ＰＤＣＡサイクルを回す。

※ＰＤＣＡとは計画（Plan）実行（Do）評価（Check）改修（Action）のこと

□責任を持ち結果を出しているか

目標を掲げ、それを実際に達成するために行動し、イメージ通りに達成できたことを確認する。

私たちの事業の主軸はメンタルトレーニングです。わかりやすい事例としてスポーツでの実績を挙げることが多いですが、企業の研修も多く行っていますし、数多くの実績を挙げています。契約などの諸事情により具体的なことは控えますが、こうした取り組みにより、旧態依然とした企業の意識を変革し、発展させて少しでも輝く将来へつなげていくことができればと私たちは活動しています。

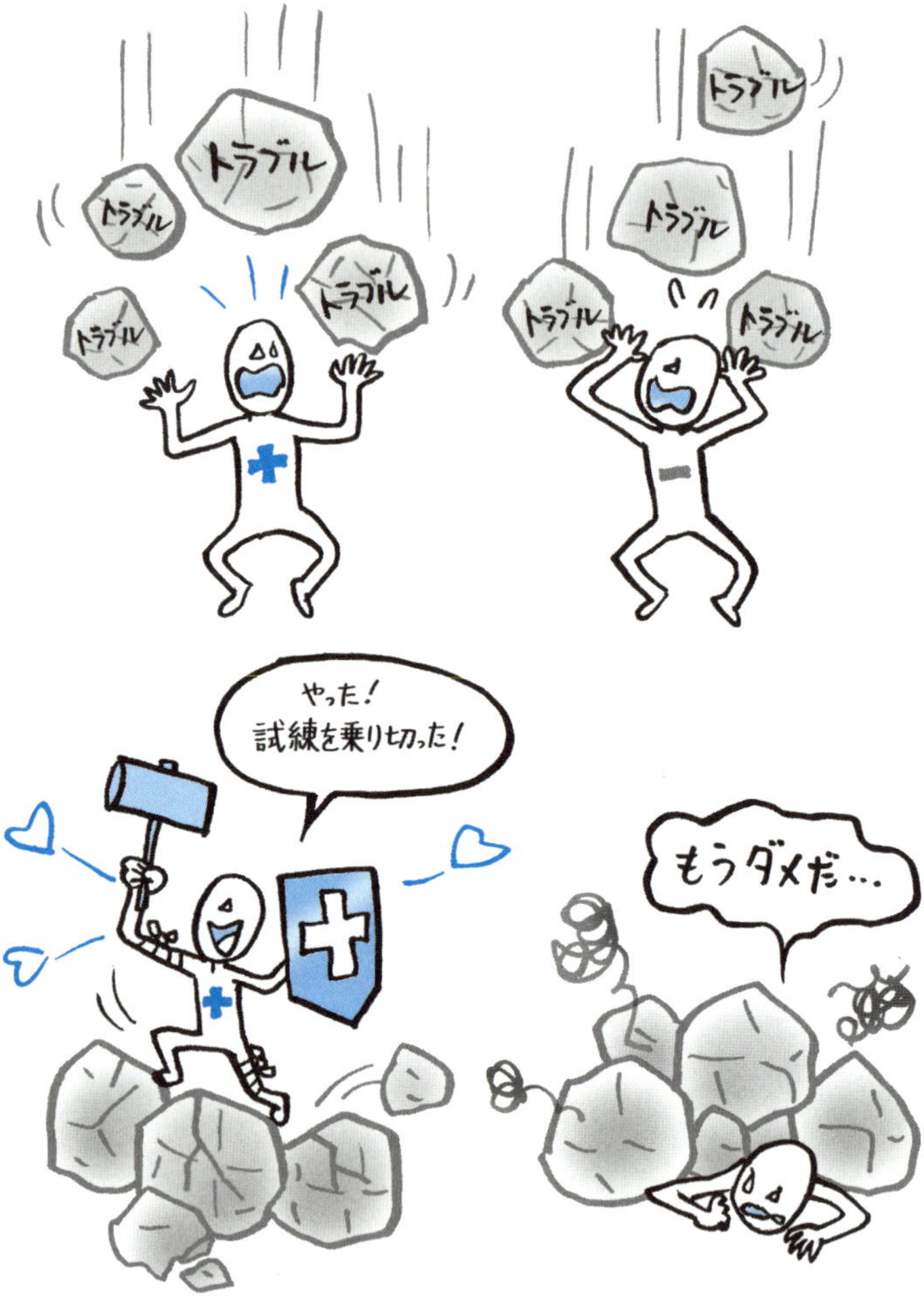
トラブル
トラブル
トラブル
トラブル
トラブル
トラブル
トラブル
トラブル
やった！
試練を乗り切った！
もうダメだ…

SBT 2

トラブルを歓迎する姿勢

危機管理をきちんと行い、計画を実行し、最善を求めて行動し、問題点をチェックし、責任を持って結果を出す。このようなことを考えて実現できる人が真のプラス思考人間です。

人間は生きていれば様々なトラブルに見舞われます。普通ならそこで「何てツイてないんだ」「なぜ自分がこんな目に遭わなければならないんだ」とマイナス思考になってしまいます。しかし、勝ちぐせ脳を持つ成功者たちは、まったく正反対の反応をします。

彼ら**成功者たちは、むしろトラブルを歓迎し、その困難に自分を奮い立たせて新たなチャレンジに挑みます**。立ちはだかる壁が高ければ高いほど、克服した時の達成感や自分の成長などを求めて燃えるのです。

たとえ強力な競合他社（者）が出現して自分たちのテリトリーを圧迫してきたとしても、また仕事の問題が発生してせっかくの休日なのに出勤しなければならなくなったとしても、「これは自分が今より上のレベルに成長するための登竜門だ」と、とらえます。

「よし！　いい試練をもらった。うまく乗り切って、いつかみんなにおもしろおかしく話そう」

と前向きに考えるのです。

▼苦しみを楽しみに変える

スポーツでもビジネスでも、成功者たちはみな必ずそれまでに大きな壁に直面しています。そして苦しみながらもその壁を乗り越え、成功体験を通して自分が成長したことを実感し、今日があるわけです。

こうした苦しい経験を見事に克服したことを、事実として脳はしっかりと覚えていま

す。

この記憶は、「できた」という達成感や「自分はできる」という自信となり、新たな挑戦につながる原動力となります。

このように苦しみは、やがて楽しみに変わり成長していくという好循環を生み出します。一度この喜びを知ってしまうと、楽しくてやめられなくなるほどの中毒性があるのです。そして、また新しい喜びを求めて苦しい状況に自ら飛び込もうとするくせがついてしまうわけです。

これが苦楽力の興味深いところです。

▼成功する経営者の習慣

ビジネスで大成功をおさめているトップクラスの経営者は、プライベートでは意外にもマラソンやトライアスロンなどの競技に夢中になっている人が多いようです。

競技を始めた理由は様々だと思いますが、彼ら、彼女らは無意識ながら自らを苦しい状況に追い込めば、それが成長につながることを理解しているからだと思われます。
マラソンやトライアスロンに参加することは、自分を鍛え、限界を超えるための経験としては絶好のスポーツと言えるでしょう。

マラソンブーム以降、休日に近所を数キロ走るような人が多くいますが、なかには普通のロードマラソンでは物足りなくなる人もいます。やがて日本山岳耐久レースや富士登山マラソンなどのトレイルランニング、24時間で数百キロを走破するウルトラマラソンに参加し、それでも飽き足らずサハラ砂漠を1週間走る大会や南極で開催されるトライアスロンレースなど、海外の超人的な競技に挑むような猛者もいるのです。

トレイルランニングやウルトラマラソンなどといった挑戦を楽しんでいる姿は、苦楽力を鍛えるための訓練なのかもしれません。

成功者たちは、物事を決して楽観的に考えているわけではなく、また「何とかなるさ」と軽く考えているわけでもありません。

成功者は「必ずできる」というイメージを描きながら、苦しさを乗り越えた先にある成長にワクワクし、その苦しみさえも楽しみながら、目標に向かっているのです。

▼ゴルフに「のめり込む力」からわかること

経営者のケースで考えてみましょう。

優秀な経営者には、ゴルフのシングルプレーヤーも多く存在しています。これも、苦しい練習を楽しみながら積み重ね、最適なスイングを習得しているのです。

そのために必要な練習方法を見つけ、自分の体を鍛え、戦略を立て、秀逸なゴルフ道具を選び、常に高いレベルを維持する必要があります。

またどのようなスイングをすればボールを的確に遠くまで飛ばせるか、右脳でしっかりしたイメージを思い描き、そのためには足をどれぐらい開き、腕や体のどの筋肉をどう動かせば無駄なく充分なパワーをボールに伝えることができるかを考えます。

このようにして、思い描いた通りの体の動きを実践することができるのです。

実際にはやっていないかもしれませんが、こういう人たちは、おそらく野球やサッカー、スキーやスノーボードなど、何をやらせてもそれなりのレベルに到達するのではないかと想像できます。

このような挑戦と実践は、経営においても重要な経験となるのです。

成功する経営者たちは、あらゆる事柄に対して真剣に取り組み、結果を求めています。彼らは新しい挑戦をすることによって、自分自身を成長させるための方法を実践しているとも言えるでしょう。

その結果、**彼らの成功は単なる楽観主義ではなく、徹底的な計画と実行、そして自己成長への強い意欲によって成し遂げられているのです**。

優れた経営者や成功者に、ゴルフやマラソン、トライアスロンなどの上級者が多いのは、もうひとつ理由があると考えています。

それは、成功者は並外れた「のめり込む力」を持っているからです。

成功者はスポーツのプレーに対しても真剣さが尋常ではありません。遊びや娯楽などとは考えていないのです。ワンプレイごとに集中力がすさまじく、仲間とは楽しいコミュニケーションをとりながらも、いざ自分が取り組む時になると真剣な目で無言になります。

そのギャップは驚くべきレベルです。

やるべき時は「本気でのめり込むという能力の高さ」が、ビジネスにおいても優秀な成績につながっているのです。

「のめり込む力」を活かして自らを追い込み、集中力を高め、物事に取り組んだ結果、目標を達成しているのです。

「自分にはそんなことはできない」と考える方も多いと思いますが、実はこの能力は、鍛えて獲得することができるのです。

SBT

3 一生懸命と本気の違い

前項で説明した「のめり込む力」とはどのようなものなのでしょうか。

ここで**重要なのは、「一生懸命」と「本気」という言葉の違いです**。一見似たような言葉ですが、概念としてはまったく異なります。

「**一生懸命**」は物事に対して真剣に取り組み、結果を出そうとすることです。

例えば仕事に**一生懸命取り組んだ結果、目標を達成することができたとします。その結果に至るまでの過程に対する熱意が「一生懸命」です**。言い換えれば、結果が出れば、そこで「一生懸命」は一旦終わります。

また「一生懸命」には、誰かに命令されたり指示されたりするなど、他者の介在も含まれています。

一方の「**本気**」は、他者など関係なく、自分自身の気持ちの込め方そのものです。物事に本気で取り組んだ時に、その「本気」の程度には上限はありません。自分自身に対して無限の熱意を注ぎます。

さらに**目標が達成されたとしても、「本気」は無限で終わりがないため、自分自身にプレッシャーをかけることでさらなる高みを目指そうとします**。これは、自分の成長への強力なエネルギーとなるでしょう。

両者は一般的には、ほぼ混同されて使われることが多いですが、ニュアンスとしては方向性がかなり異なっているのです。

そして**成功者たちは、「一生懸命」というよりも「本気」でひとつのことに取り組み、結果につなげます**。このようにして成長し続けることができるわけです。

一生懸命やることで、何事もそこそこに成功することは可能ですが、トップに立つためには「本気」が必要です。**「勝ちぐせ脳」をつくるということは、この「一生懸命」を通り越して「本気」になる必要もある**ということです。

ではビジネスに「本気」で取り組むために必要な、段階的に心がけるべきことをいくつか説明しましょう。

□目標設定と計画立案をする

目標を設定し、それを達成するための具体的な計画を立てます。この際、達成するための障害やリスクを考慮し、適切な対策を練ります。

□継続的な努力をする

一度目標を設定したら、達成するまで継続的に努力を続けます。途中で諦めずに、常にベストを尽くすことが大切です。

□集中力の強化をする

目の前のタスクに集中し、全力で取り組みます。

□フィードバックと改善をする

定期的に自分の進捗をチェックし、改善点を見つけて修正します。フィードバックを受け入れ、常に向上を目指します。

□責任を持ち続ける

結果に対して責任を持ち、また自分の行動や選択にも責任を持つことが重要です。成功も失敗も自分の責任として受け止め、次につなげる努力を続けます。

「仕事が成功したから終わり！」ではありません。さらに、それを次の段階にレベルアップさせるための「次につなげる努力」が必要なのです。それには真のプラス思考が必要です。

そして「のめり込む力」を発揮することで、さらなる成功と成長を手に入れることができるのです。

▼「つらい、苦しい」をプラスにとらえる苦楽力の実践

「のめり込む力」と「本気」を実践するために必要なのが、まさに「苦楽力」です。

苦楽力を実践するためには、どのようなことが必要なのか。それは「つらい、苦しい」と思うことに対して、プラス思考を働かせ、「これを乗り越えれば自分は成長する」とい

う確信のような意識を持ちながら、何事に対しても向き合うことです。

仕事にかぎらずプライベートでも困難な状況に直面した時には、恐れずにむしろそれを楽しむように心がけ、ポジティブな側面を見つけること。そしてその姿勢を習慣づけることが有効です。

真のプラス思考を持つ経営者は、苦しい状況に直面してもそれを楽しむことができ、成長の機会ととらえることができます。

危機管理をしっかりと行い、計画を実行する。さらに最善を求めて行動し、問題点をチェックし、責任を持って結果を出すことで、成功への道が開けていくのです。

Super Brain Training

第4章

他人を喜ばせることで生まれるパワー

――他喜力――

SBT

1 他人を喜ばせて得られる力とは

これまでに成長に必要な原動力として、「**成信力**」と「**苦楽力**」を説明してきました。この2つだけでも、かなり自分の意識を変革しなければならない大きなテーマではありますが、実はこれだけでは、足りない点があるのです。

それは、自分の気持ちだけではなく、外部との関係で自分を高揚させる力です。

それが、「**他喜力**」です。

他喜力とは、その字面の通り、「他人を喜ばせる力」という意味です。

トップに君臨するためには、自分の内面から発する精神力や努力だけでは不充分であり、もうひとつ大きな力が必要です。それが「他喜力」なのです。

この力があることで、ビジネスでもプライベートでも成功へと導かれます。

この言葉をビジネスとして置き換えようとすると、「顧客満足」や「従業員満足」だと解釈しかねません。もちろん、ビジネスをするうえで顧客も従業員も満足してくれるに越したことはありませんが、「他喜力」とはもっと本質的な力なのです。

私たちが感じる喜びは、2つの種類に大きく分類できます。それは、「自分自身を喜ばせる喜び」と「自分以外の人たちを喜ばせる喜び」です。

「自分自身を喜ばせる喜び」については、さらに2つに分けることができます。まず「他人に喜ばせてもらう喜び」、もうひとつは「自分で自分を喜ばせる喜び」です。

例を挙げるなら、プレゼントをもらったり、仕事を手伝ってもらったりすることで感じる喜びが「**他人に喜ばせてもらう喜び**」です。誰かが自分に対して何かしてくれることで得られる喜びは、受動的な喜びとも言えます。

一方、試合で優勝したり、受験で第一志望の学校に合格したりすることで感じる喜びが「**自分で自分を喜ばせる喜び**」です。自分自身の努力や成果によって得られるので、この喜びは、能動的な喜びです。

しかし、ここにちょっとした人間らしい罠が待ち構えています。

それは、**自分自身を喜ばせる喜びは自我の欲求を満たす行為であり、満たされ続けると飽きてしまい、「もうこれでいいや」と思ってしまう**ということ、つまり一定の満足を得ることでもう追求しなくなる、限界のある幸せなのです。

どれだけ衝撃的な達成感や満足感を得ても、ずっとその賞賛や名声や見返りなどが続けば続くほど、やがて最初に感じた「最高の感覚」は薄れ、新たな刺激を求めるようになります。これは、人間の慣れや欲望の性質からくるものです。

一方「**自分以外を喜ばせる喜び＝他喜力**」について考えてみましょう。

母親に対する親孝行について考えてみましょう。今自分があるのは、産んでくれた母親がいるからこそ。その母親に感謝し、喜ぶ顔を見たいと思う気持ちは自然な気持ちでしょう。

この気持ちこそが「他喜力」を理解するひとつの視点になります。母親という「自分ではない他人」に喜んでもらうことによる幸せ。この幸せは、自分を奮い立たせる大きなパワーになります。

母親というのはわかりやすいひとつの例です。例えば自分の愛する妻や恋人、子供も対象になります。

また、高校野球で地元に勝利をもたらして多くの関係者を喜ばせた北海道の駒澤大学附属苫小牧高等学校野球部や慶應義塾高等学校野球部の甲子園優勝なども、まさに他喜力を実現させた典型的な出来事です。

自分のことばかり考えるのではなく、関係する家族や地域の人々などあらゆる対象に対して真剣に恩返しを考えることこそが、モチベーションとなり、思いがけない力を発揮することができます。喜んでもらえればもらえるほど強力なエネルギーになります。

▼「無限に続く喜び」他喜力を活かす

他喜力には限界がありません。

他人を喜ばせる目的が叶うと、今度はさらに「もっと喜ばせたい」という気持ちが強まり、行動力がより一層高まります。特定の人たちを喜ばせることができたら、今度はもっと多くの人たちを喜ばせたいと感じるようになります。

このように、**自分自身の喜びだけを追求すると「慣れ」や「飽き」によって限界が生じがちですが、他喜力についてはそもそも「もう他の人を喜ばせたくない」と思わないかぎり、ゴールがないのです。**

これは、どれだけ自分が物事に対して誠実に取り組み、成功を目指しているのかという意識の強さにも関係しています。

他喜力は次のようにとらえることもできます。ひとつは「他人を喜ばせて感謝される喜び」、もうひとつは「他人を喜ばせてその人が喜んでくれる喜び」です。

「他人を喜ばせて感謝される喜び」は、例えば仕事を手伝って「ありがとう」と言われることや、電車で席を譲って感謝されることです。人から「ありがとう」と言われる喜びは非常に大きく、それが逆境を乗り越える力や成功の原動力となることがあります。

しかし、この「感謝される喜び」には弱点もあります。それは感謝の量がこちらの期待を下回った場合に、「何だ、そんなに喜ばれないじゃないか」と不満を感じてしまうことです。

誰かに喜んでもらいたくて一生懸命努力をしたのに、当てが外れて思ったほど感謝されなかったと感じると、むしろ気分が落ち込んでしまうのです。

これは、他人を喜ばせる気持ちはありながら、自分へのリターン、いわゆる見返りを期待しているという点で、自分自身を喜ばせる行為に近いものだと言えます。**自分を喜ばせるということは、何度も繰り返すと慣れや飽きもきます。つまり感謝の量を求める気持ちがあるかぎり、この喜びには自分を喜ばせることと同様に上限がある**ということです。

一方、「**他人を喜ばせてその人が喜んでくれる喜び**」はどうでしょうか。

ビジネス上で、自分が提供した商品やサービスでお客さんが喜んでいる様子を見ると、「ああ本当に良かったたな」と感じることがあるはずです。また自分が企画したイベントでみんなが笑顔になっているのを見ると、嬉しくなるでしょう。

これは、仏教用語の「無上」という言葉に似ています。**「無上」とは、これ以上ないという意味で、見返りを求めずに他人の喜びを追求する姿勢を表しています。**

他喜力は、単なる自己満足ではなく、他人の幸せを追求することで自分自身も豊かになる力です。

他人を喜ばせ続けることが、自分自身の成長のモチベーションとなり、人脈づくりや社会貢献につながっていきます。

この力が、ビジネスや人間関係において大きな成功をおさめる原動力のひとつとなるのです。これが他喜力の本質であり、その重要性です。

他喜力を具体的に実践する例を次に挙げておくので参考にしてください。

- 友人が落ち込んでいる時に、励ましのメッセージを送る。
- 職場の同僚に「いつもありがとう」と感謝を伝える。
- 家族のためにちょっとしたサプライズをする。
- お客様の立場に立って、少しでも喜んでもらえる工夫をする。

人は誰かを喜ばせようとした瞬間に、自分を超えた力を発揮できるのです。

SBT

2

結果を出すために求められる3つの力

成功を信じることができるから成功する、成功を信じられないから成功しない。**成功者とそうでない人の違いは、この信念の違いにあります。そして、その成功を信じ、ワクワクできる力こそが「成信力」という第1の能力でした。**

しかし、成信力を手に入れただけでは成功者になることはできません。その理由は、「成功までの道のりには必ずしもワクワクできない苦しいことが現れる」からです。

これを**乗り越えられなければ、成功にはたどり着けない。そんな苦しい状況を、むしろ楽しんで乗り切ることができる力こそが「苦楽力」という第2の能力でした。**

成信力は、成功を信じる心の強さを表しています。「絶対に成功する」という確固としたビジョンを持ち、それに向かって努力することで、目標を達成する力です。しかし、とてつもなく強い成信力を持っていても、人生やビジネスには予期せぬ困難が待ち受けているものです。持ち前の成信力を持ってしても乗り越えられない状況に直面した時、苦楽力が必要となります。苦楽力とは、どんなに困難な状況でも楽しいと思える思考と、物事をポジティブにとらえる力です。この苦楽力があればどんな苦境にも立ち向かうことができるのです。

一旦、目標を達成したとしても、そこで終わってしまっては、さらなる成長は期待できません。**自分自身がさらに成長し、誰にも追いつけない頂点に到達するためには、さらにもうひとつの力が必要です。それが「他喜力」という第3の能力です。**

なぜなら、超えられないほどの逆境に追い込まれることがあるからです。

私たちの身の回りには、絶えずそのような逆境が訪れる可能性があります。再び立ち上がることができないほどの痛手を受けてしまい、そこで諦めてしまう人もいるでしょう。

しかし、次のステージに進もうとする強い意志を持った人は、自分のミスや力不足を認め、それを補うために努力し続けます。逆境を力に変えていくのです。そのためには、他

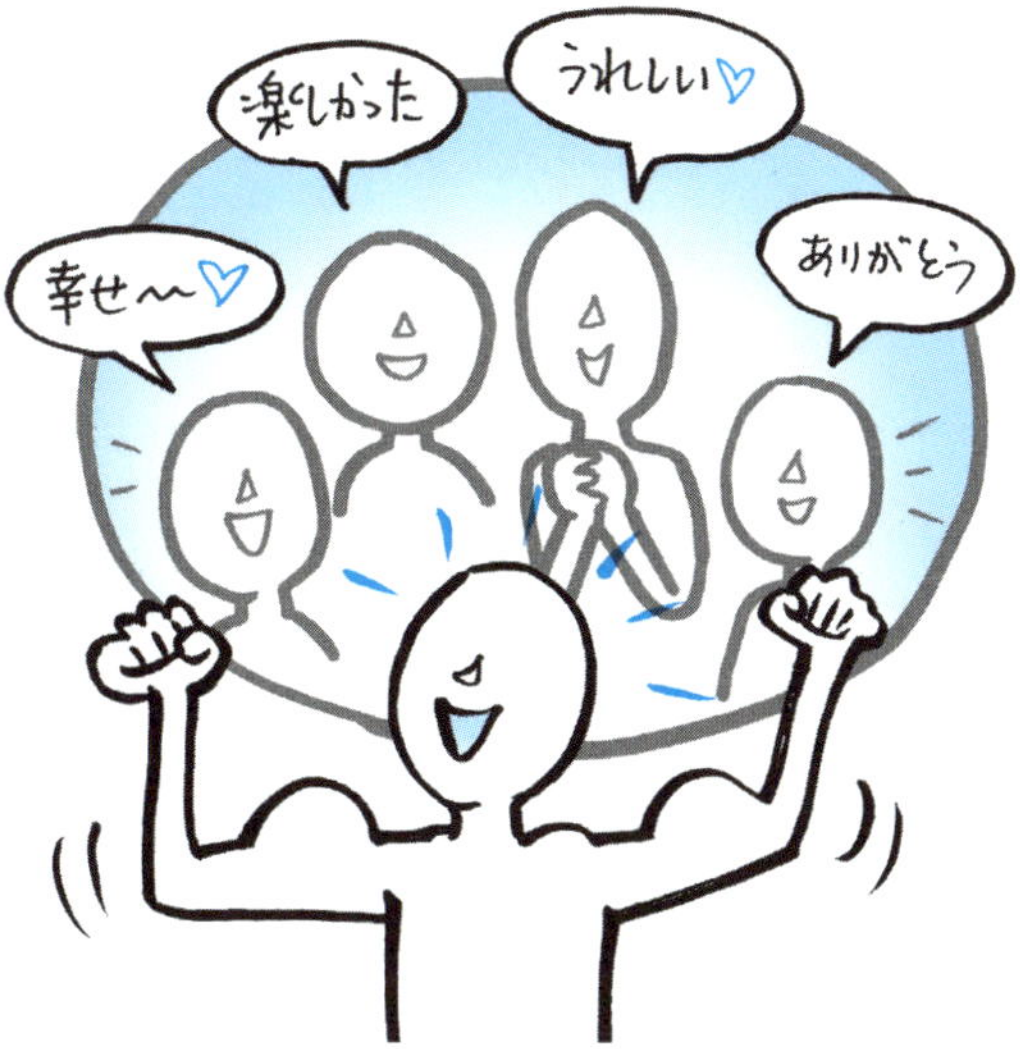

喜力が欠かせません。

他喜力とは、自分自身だけでなく、他人を喜ばせることで得られる喜びをモチベーションに変えていく力です。誰かのために頑張ることでより大きなエネルギーと信頼が生まれます。自分の心が折れそうになった時に支えてくれるのは、自分のためだけではなく誰かのためという思いです。

自分のためだけでなく、誰かのために戦うことが信頼につながり、より大きなエネルギーが湧いてくるのです。成功者は、逆境を乗り越えるために自分の力を信じるだけでなく、他人を喜ばせることで得られるエネルギーも大切にしています。これが他喜力の本質です。

SBT

3 バーンアウトが起きる理由と他喜力の効果

人の成長が止まってしまうのは、大きな壁にぶつかって乗り越えられなかったからだけではありません。むしろこれから述べることのほうが、ケースとしては多いのではないでしょうか。そう感じます。

それは、「目標を達成して成功を確信した後」です。

大きな目標があり、努力の末、ようやくその目標をクリアしました。そこで安堵のため息をつき、「もうこれで充分」と思い、歩みを止めてしまうケースです。

例えばオリンピックで金メダルを獲得し、世界の頂点に立った後、次の大会ではあまり好成績が残せなかった例、また大会には一切出ずに、「有終の美」を飾って引退してしまう例。もちろん全ての引退する競技者がそうとはかぎりませんが、少なからず当てはまるのではないでしょうか。

私たちの身近でもあり得ます。

大学受験で必死に勉強し、第1志望の大学に見事合格。本来ならばそこからがスタートのはずなのに、大学に入ったことだけで満足し、勉強をしなくなり、酒や遊びなどの「楽しいこと」にかまけてしまう。身に覚えがある人もいるのではないでしょうか。東大や京大など、目標が高いほど、現れる反動は大きいとも想像できます。

この現象は「バーンアウト」、いわゆる「燃え尽き症候群」として広く知られています。

燃え尽き症候群とは、長い間夢見てきた目標を達成した瞬間に、その先の目標を見失い、やる気を失ってしまう状態のことを指します。

精神的に鍛え抜かれたアスリートでも起こり得ます。

では、なぜ抜け殻のようになってしまうのか。ある特定の目標を「最高位のレベル」と信じて努力してしまうと、それを超えたもっと先の、ネクストレベルの目標や結果を考えられなくなってしまうということなのです。

最高のセルフイメージを達成してしまったため、脳はそれ以上の目標を見つけることができなくなり、次のステップに進むことをやめてしまおうとするのです。

脳は困ったもので、逆境に陥った時には失敗を記憶し、「諦めるのが最適な選択」と判断します。逆に、**イメージ通りの成功をおさめた時も「これ以上はない」と思い、進むことをやめてしまいます**。

自分を動かしてくれるはずの脳が、この「体たらく」では、さらに上を目指すことができません。これが、成功を追求するうえでの最大の障害となります。

しかしこれらは全て自分の頭の中で起きていることです。成長を止めるのも止めないのも、自分自身の判断だけに頼っています。それはそれで、日常生活を送るうえではいいのですが、**真の成功者としてトップを目指すならば、それでは物足りません。そこそこレベルで終わってしまうのです**。

そこで、脳に対する新たな刺激として必要になるのが、人を喜ばせる力「他喜力」なのです。**他人を喜ばせることで得られる喜びを得ると、脳は強烈なプラスの感情を生み出し**

ます。これが平凡な人間でも一発逆転を生み出す最大の要因です。慶應義塾高等学校の107年振りの甲子園優勝も、まさにこの他喜力によるものだったのです。

自分以外の誰かを喜ばせているうちに、自分の苦労は気にならなくなります。また誰かの幸せを思うことが根気となり、物事に対して失敗も苦にならず粘り強く立ち向かうことができます。

さらに、自分がなぜそれをやるのかという理由が明確になり、一時的な感情や環境の変化に左右されず、目標達成への意志が確固たるものへと変わります。

相手を楽しませようとするプロセス自体も楽しくなり、脳が快の状態になっていきます。相手を喜ばせることで好感度がアップしていくと、そのうち周囲の人々が励ましてくれたり、助けてくれるようになることもあるでしょう。

他喜力を発揮することで、自分自身が豊かになるだけでなく、周りの人々も幸せになるのです。その結果としてあなたは成功を手に入れることができ、さらに社会全体に貢献することもできるのです。**これが他喜力の持つ本当の力です。**

Super Brain Training

第 5 章

心を完璧にコントロールして頂点を目指す

——目標設定——

SBT 1

「詰める能力」と「ワクワク感」

何かを成し遂げ成功したい。そう考えた時の「何か」の部分は、目標と置き換えることができます。定めた目標と、そのポジションに身を置いている自分を想像すると、ワクワクしてくるかもしれません。ああしたい、こうしたい、という夢も広がるでしょう。

ただし**その時点では、まだ目標ではなく夢なのです。私たちはこれを「夢目標」と呼んでいます**が、そこでとどまってニヤニヤワクワクしているだけでは、ただの「夢見る人」です。

では、どうやってその位置にたどり着くのか。

そのプロセスをしっかりと思い描いているかどうかが、夢を見ているだけの人と成功者の違いです。

大きな夢を叶えるためには、そこに至るまでに大小様々な壁がいくつもあり、それを乗り越えることによって目標に少しずつ近づいていきます。この壁を乗り越えられなかった時、「ああ、やっぱり夢は叶わないもんなんだな」と思って、これまで歩んできた道から脇へとそれ、別の道を歩いていくことになります。そして、その離れてしまった場所から、「本当はああなりたかったんだ。あんなふうになりたいな」と嘆いて、いつまでもその憧れの場所を後悔を持って眺めている。それが、夢破れた人たちなのです。

程度の差こそあれ、そのような人たちは周囲に大勢いるのではないでしょうか。

そのような人間にならないために**大切なのが、目標にたどり着くための「処理目標」です。壁となっているものを処理し、ひとつひとつクリアしていくことで、「目標」＝夢に少しずつ近づいていくことができます。**

夢破れた人たちは、これができなかったから脇道にそれていってしまったのです。

この一歩一歩近づいていくこと、その技術を、私たちは「詰める能力」と呼んでいます。

着実に目標まで詰め寄っていくために、絶対に諦めず、モチベーションを維持したまま突

き進む能力です。

このプロセスをワクワクした気持ちで歩み続け、壁を乗り越え続けることができれば、最高の喜びと達成感が最後に待っています。

大谷翔平選手が、メジャーリーグでの成功という最大の目標を叶えるために、10年目標を立て、最終的に現在のポジションにたどり着いたことは、この「詰める能力」のひとつの例として挙げることができるでしょう。

▼「詰める能力」を高める方法

「詰める能力」を高めるためにはどうすればいいのでしょうか。

アメリカの心理学者であり経営学者のダグラス・マクレガーは、自身の提唱した理論で「人間にはX型とY型という2つのタイプがある」と述べています。

X型は怠けがちで、責任をとりたがらず、放っておくと仕事をしないタイプです。一方、Y型は自己実現のために自主的に行動し、問題解決のために創意工夫をするタイプです。

例えばこれを、スポーツ選手に当てはめてみます。すると、「詰める能力」はさらに3つのタイプに分類することができます。

❶言われた以上のことを自主的に行うタイプの選手 ⬇ Y型
❷言われたことしかしないタイプの選手 ⬇ X型
❸言われたことさえもしないタイプの選手 ⬇ X型

❶は、言われたこと以上のことを自分で考え、その考えにそって自主的に動こうとするタイプで、これは、自主的に動き自己実現を目指す**Y型**だと言えます。

それ以外の❷と❸は、指示されたり叱られたりしなければ動かないタイプであり、怠けがちの**X型**となります。

❷や❸でも、本来持っているセンスや能力、さらに練習の仕方によってある程度のレベルまでは到達するかもしれませんが、だからと言って基本的には怠けることが好きなので、そこそこで満足してそれ以上の成長は見込めないでしょう。

これが、スポーツ選手における「詰める能力」の2つのタイプの違いとなります。

つまり**「詰める能力」を高めるには、自分の意識を大改革し、自分で考え、自分で行動し、成功するまで何度も挑戦する気持ちを持ち続けることが必要です**。

大きな意識改革となるので、簡単なことではありませんが、この気持ちを持ち続けることがその後の目標達成につながる大切な道標となるのです。

▼ビジネスにおけるワクワク感と目標設定

では、この考え方をビジネスに置き換えてみるとどうでしょう。

ビジネスの世界でも、ワクワク感と具体的な目標設定は必須です。例えばプロジェクトの成功を目指す際には、チーム全体がワクワクしながら取り組んだほうが良い結果が生まれます。一例ですが、ビジネスでワクワク感を高め、目標を達成するための方法を考えてみましょう。

まずは**目標の明確化**です。

明確で達成可能な目標を設定し、その目標に向かう過程を楽しめる工夫をすることが必要です。具体的な目標を持つことでワクワク感が生まれ、モチベーションが高まります。

続いて**プロセスの可視化**が必要になります。

どのように目標を達成すればいいか、現在どのあたりの位置に自分たちはいるのか。目標達成のためのステップを具体的に計画し、視覚化することで、プロセスを明確にし、現状把握をします。これにより、各ステップをクリアするごとに目標に近づいていることを実感できるはずです。

職場環境の向上も大切な要素です。

職場の雰囲気をポジティブに保ち、社員が楽しく働ける環境をつくると、楽しく働くことができ、ワクワク感を高めることが可能です。

また責任者の場合は、日頃から部下たちに対し、チャレンジ精神を応援したり、良い結果をおさめた社員には適切なフィードバックと称賛を送ることで、部下たちに喜びを与え、全員でワクワク感を共有することができます。

これによりまた新たに、次のステップに進んでいくモチベーションが生まれます。

〈成功を生む感情「ワクワク」〉

今、あなたは目標達成が楽しみでワクワクしていますか？
今、あなたは毎日が楽しみでワクワクしていますか？
今、あなたは誰かを喜ばせたくてワクワクしていますか？
今、あなたは環境や人に感謝しワクワクしていますか？
今、苦しいことがあってもワクワクできますか？

▼

（　成　功　）したから（　ワクワク　）したのではなく、
（　ワクワク　）したから（　成　功　）したのである。

夢や目標を持つことは大切ですが、それだけでは不充分です。明確な目標設定と、それを実現するための具体的なプロセスが必要です。

大きな目標を持ち、その目標に向かうプロセスを楽しみながら問題解決をし、着実に乗り越えていくことにより、ワクワク感を持ちながら目標に近づいていくことができます。

スポーツもビジネスもこれは同じです。明確な目標とプロセスの理解が成功へとつながります。ワクワク感を大切にし、夢や目標を実現するための第一歩を踏み出しましょう。

SBT 2

全て忘れ去るクリアリングテクニック

失敗した時、いつまでもウジウジとしていませんか。あの時、ああすれば良かった、あいつに任せたのは失敗だった、こうしていればうまくいったのに……。いわゆる「たられば」というやつです。

もしタイムスリップしてその時点に戻ることができるなら、今度はうまくやることができるかもしれません。でも、その時また、想定外のことが起こったら？

このように思いを巡らすことはよくあります。過去に嫌だったことなどが、突然何の脈絡もなく、例えばシャワー中に脳裏によみがえってきて、「あああ〜！」と絶叫したくなることもあるのではないでしょうか。

私たちは、過去のことを思い出すことができます。それがいいことばかりならまだましなのですが、嫌な思い出ほど、強烈に脳裏にこびりついているので、良いことよりも悪い

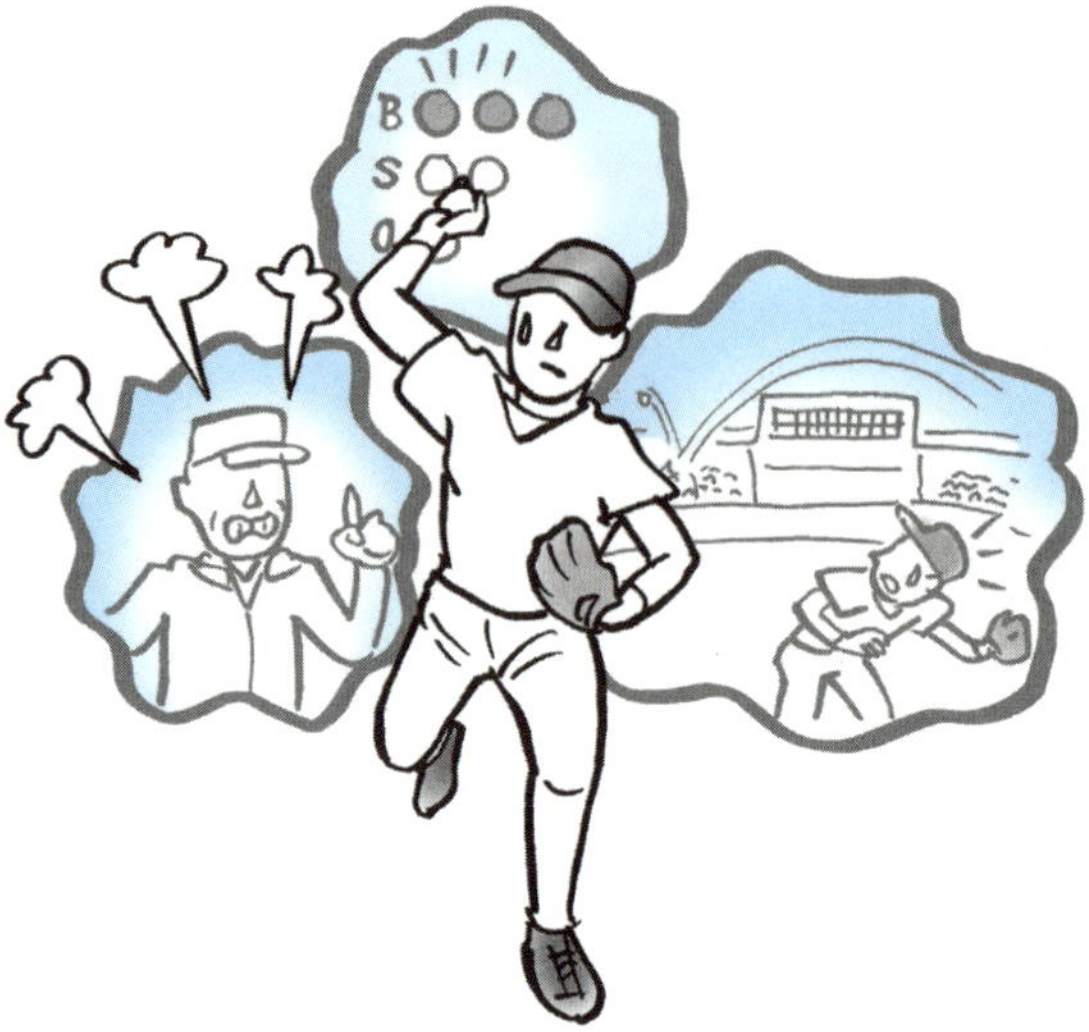

ことのほうが、真っ先に思い出されがちになります。

スポーツ選手にとって「クリアリングテクニック」はとても重要です。

プロ野球で、それまで絶好調だった投手が、ひとりに四球を与えてしまったことで、その後の打者に大きなホームランを打たれて負ける、といった場面を時々見かけます。

これは、ホームランそのものが原因ではなく、四球のショックを引きずり、調子を乱したまま次の打者に向かったことが本当の原因です。

嫌なことを思い出すと、気持ちが悪いほうへ引きずられ、本来なら簡単にできるはずのことでさえ、失敗しやすくなってしまいます。成信力を鈍らせてしまうのです。

脳はネガティブな記憶を思い出し、それを引きずったままだと、突然パフォーマンスが低下してしまいます。前の試合の負けや試合中のミス、コーチに怒られた経験などの**嫌な記憶は、脳そのものをネガティブにし、持ち得るはずの発揮能力を激しく低下させます。**

だからこそ、早く忘れて気持ちを切り替えることが必要なのです。

そのための手法が「クリアリングテクニック」です。

▼一流選手のメンタリティ

一流選手はみんな、こうしたクリアリングテクニックを自然と身に付けています。

例えば、プロ野球の打者は三振した後、うなだれたり、悔しがったりする姿をあまり見せません。何事もなかったかのように胸を張り、堂々とベンチに戻っていきます。これは、三振した直後に気持ちを切り替え、たった今のことを過去のこととして忘れてしまうからです。

この切り替えによって失敗を後まで引きずらず、次のプレーに集中することができます。堂々と振る舞うことで、自分の心からネガティブな思いを追い払うテクニックなのです。

トップアスリートはこのクリアリングテクニックを習得しており、これによっていつでも一流のパフォーマンスができるように準備をしています。

常にくよくよしがちな私たちでも、このテクニックを身に付けることができます。ただし、かなり熱心にメンタルトレーニングに取り組まなければなりません。その代わり、ここでクリアリングテクニックを身に付けることができれば、スポーツだけでなくビジネスの世界でも大いに役立てることができます。

プレゼンテーションで失敗したり、プロジェクトでミスをしたりすることもあるでしょう。しかしクリアリングテクニックが身に付いていれば、直前の失敗を引きずらずに次のタスクに集中することが可能です。

ビジネスパーソンも、ネガティブな経験から早く立ち直り、次の成功に向けて前進することができるということなのです。

SBT

3

成功体験も忘れなさい

意外に思えるかもしれませんが、実は**失敗だけでなく、成功体験も忘れてしまったほうがいいのです**。これは意外と重要なポイントです。

成功することは、単純に嬉しいことです。成功体験の積み重ねによって、どんどん前に突き進んで行けるとも言われます。

それは一面では真理かもしれませんが、逆に、喜びを引きずることによって、次の試合やプレーで気が緩んでしまい、集中力が低下し、ダメになるというケースもあるからです。

昔の人は「油断大敵」などと言いましたが、優越感や自信過剰、過去の結果に対する満足感は「おごり」にも変わりやすく、本番での闘争心を鈍らせてしまうのです。

よく勝負事に対して「無心でやれ」とアドバイスされることがあります。

これは失敗したことを忘れ、恐れずに向かへということです。しかしそれだけではありません。おごり高ぶって相手を見下したり、調子に乗ったりして失敗することもあるから、余計なことを考えるな、という意味でもあります。

成功も失敗も、過去がつくり出した不安や心配、優越感など全てを排除し、目の前のこの瞬間に１００％集中することが大切なのです。

良くも悪くもあらゆる雑念を消し去ることで、発揮できる力は飛躍的に高まります。

Super Brain Training

第6章

「最適戦闘状態」でベストな結果を出す三気法の秘密

SBT

1

三気法で心と体を「最適戦闘状態」に整える

スポーツ選手が結果を残し、試合後のインタビューを受けると、よく「無心でやれた」「気が付いたら勝っていた」といった表現が飛び出します。

例えば「無心でやれた」という言葉を分析すると、余計な雑念がなく、自分を忘れるほど集中できた状態だった。それが結果に結び付いたという気持ちを表しています。

一方、試合で実力を発揮できず、残念な結果に終わった選手からは、「集中力を欠いていた」「気力が充実していなかった」などといった言葉が語られがちです。

私たちが持っている100％の実力を引き出して、さらに110％、120％にまで高めるのは、この「我を忘れた集中力」や「気力の充実」によるものだと言えます。

このように、**気力が満ち、集中力が最大限高まった状態を「最適戦闘状態」と呼びます。**

競技スポーツの目的は勝利です。本来なら相応の実力を持っているにもかかわらず、充分に実力を出し切れずに負けてしまう試合ほど、悔しく情けないものはないでしょう。見ている私たちも「そんなはずはない」と現実として受け止められないとは思いますが、結果は結果。本番の試合や大会で自分の能力を充分に発揮することは、実はとても難しいことなのです。

その原因は、緊張、不安、焦り、ミスへの恐れ、会場の雰囲気など、選手の心理状態や環境によって様々です。

こうした要因が選手の心を乱し、普段通りならできるはずのプレイをミスさせたりして、勝利を妨げるのです。大会規模が大きくなればなるほど、また実力が拮抗する相手であるほど、それらの状況は、選手の心理状態に悪影響を及ぼします。

負けられない試合ほど心の乱れが勝敗を左右するのです。

▼ベストパフォーマンスを可能にする心の状態

どんな状況下でも、試合中に起こる出来事に左右されず、気力が充実した「最適戦闘状

〈ゾーンが起きる状態〉

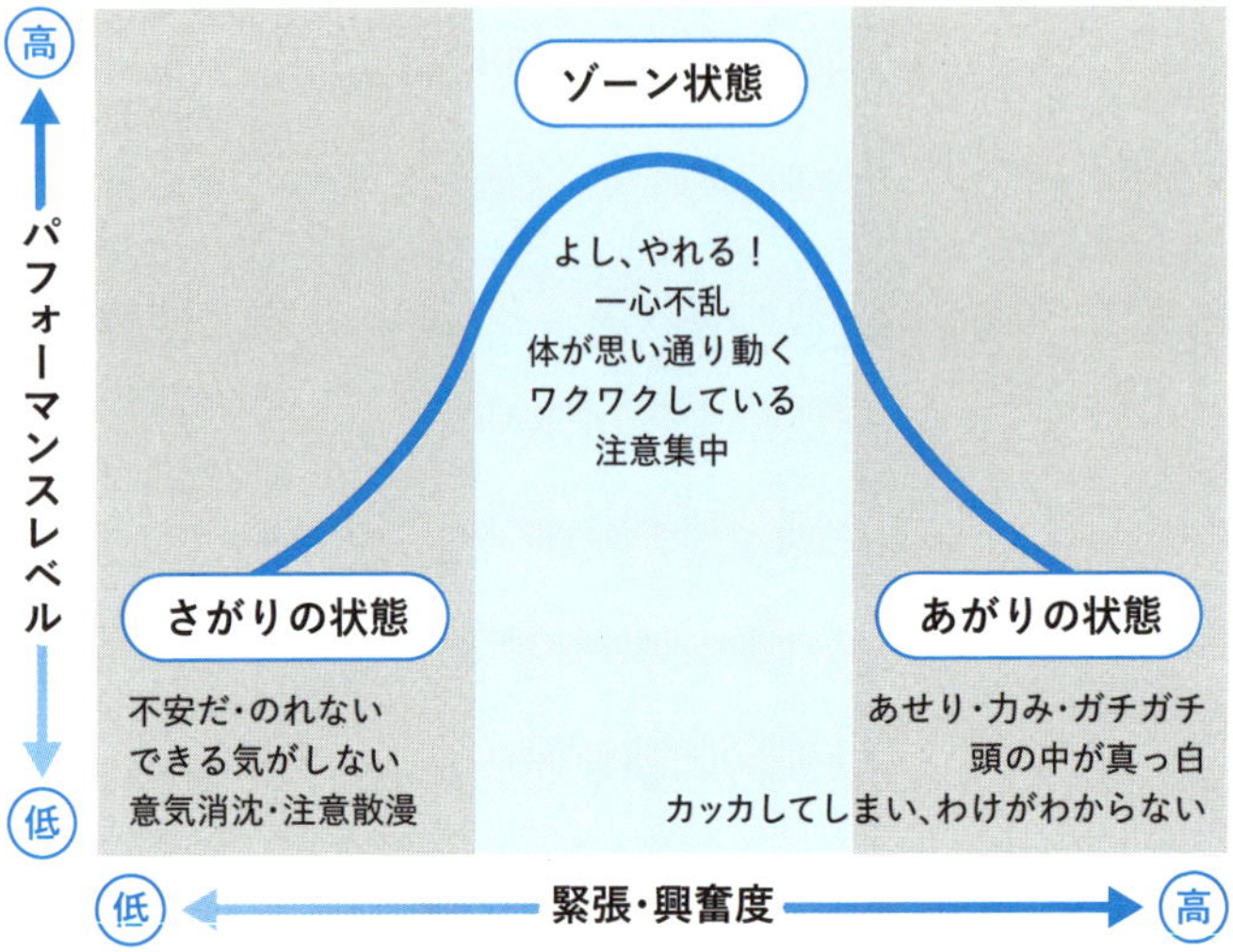

態」で戦える心と体をつくり上げるのが、「三気法」です。

みなさんも「**ゾーン**」という言葉を聞いたことがあるかもしれません。集中力が最大限高まった状態を、スポーツ心理学では「ゾーン」と呼んでいます。

ゾーンに入ると、心と体がひとつになり、驚くほどスムーズに体が動き、瞬間的な分析力や判断力が研ぎ澄まされます。

かつてゾーンが話題にのぼり始めた頃は、この状態は偶然訪れるものと考えられていました。まさに「神がかり的な状態」とも表現されていました。

しかし研究が進んだ現在、ゾーンやそれに近い状態は、自らつくり出すことも可能だとされています。

前ページの図は、右側に行くほど緊張が高まった興奮状態を、左側に行くほど緊張感が失われた状態を表しています。

この図からわかるのは、**緊張が高すぎると集中できず、逆にリラックスしすぎても力が出ないということです。ゾーンに入るためには、集中とリラックスを同時に実現する必要があります。**なかなか困難な条件です。

ところが、それを可能にするのが「三気法」のプロセスなのです。

ベストプレーができた試合を振り返ると、選手の心理状態には次の3つが共通しています。

①**落ち着いていた（冷静だった）**
②**試合を楽しんでいた（ワクワクしていた）**
③**負ける気がしなかった（ピンチでも強気でいられた）**

この3つが揃って心の中で一体化すると、ベストパフォーマンスを生み出すことができるのです。

①冷静だった

緊張しすぎたり、焦りから体が硬直してしまう状態では、思うようなプレーはできません。コーチから「気合いを入れろ！」と喝を入れられると、逆効果になることもあります。

どんな状況にも冷静に対応し、ベストな行動を瞬時にとるには、心の雑音を消し、平常心を取り戻す技術が必要です。

②ワクワクしていた

最高のパフォーマンスを発揮するには、ワクワク感が欠かせません。試合で「楽しい」「やれる」という感覚を持つことによって、実行する能力が最大限に高まります。

確かに大舞台や強い相手を前にすると、プレッシャーがかかり、ワクワク感を維持するのが難しくなります。そんな時でも、その状況を乗り越え、楽しむ心を保っていられるようにすることが重要です。

③強気でいられた

スポーツは戦いです。相手を圧倒する強気な姿勢がなければ、相手にのまれ、気力で負けてしまいます。そうなると、本来持っている粘り強さや執念も薄れてしまうかもしれません。**心が折れそうな試合でこそ、何があっても諦めない強気なメンタリティが求められます。**これをつくるためには、後述する「サイキングアップ」（158ページ参照）という技術を活用します。

▼3つの心が揃う時、「最適戦闘状態」が実現する

「冷静さ」「ワクワク感」「強気」の3つの心の状態が揃うと、心身は自動的に「最適戦闘状態」に入ることがわかっています。この3つのうちどれか1つでも欠けていると、最高のパフォーマンスは発揮できません。

これはどんな状況でしょうか。例を挙げるなら、サッカー選手がダッシュしてボールを

追いながらも冷静に状況を判断し、パスが通ることを想像してワクワクし、さらに通ったボールが味方もしくは自分によってゴールに叩き込まれる。そんなベストプレイをイメージしているということです。

3つの要素が揃って初めて、最高のプレイが可能になる流れを生み出しているのです。

メンタルトレーニングで最も難しいのは、この3つを同時に兼ね備える状態に持っていくこと、またそのノウハウを指導することです。

とは言えこの**3つの重要性を理解することで、試合で失敗した時も、何が足りなかったのかを正確に分析できるようになります**。技術的な未熟さを除けば、多くの試合の失敗はこの3つのいずれかが欠けていたことに起因しています。

これが「三気法」の考え方です。このメソッドを活用し、どんな場面でも「最適戦闘状態」をつくり上げることができる心と体を鍛えていくことが重要なのです。

▼個人の心理を超えた「気」の存在

「最適戦闘状態」をつくる「三気法」は、東洋医学の「気」の考え方を参考にしています。「気」という概念は、一見すると現代的なメンタルトレーニングとは相容れないように感じられるかもしれません。しかし、この伝統的な発想が、選手の心理的・身体的なパフォーマンスを向上させる重要な鍵となるのです。

メンタルトレーニングは科学的な心理技術に基づいて発展してきたため、「気合いを入れる」「気を抜かない」といった精神主義的な指導法は非科学的であるとして、排除されてきた背景があります。

しかし、**実際のスポーツ現場では、指導者や選手が「気合い」「根気」「集中」といった「気」を重視する場面が多く見られます。**こうした言葉は選手にとって心理学的な理屈以上に直感的に理解しやすいのです。

東洋医学では、「**心身一如**《しんしんいちにょ》**（心と体は一体）**」という考え方を重視しています。スポーツ選手にとって、**心と体が一体となり、理想的なパフォーマンスを発揮できる状態は非常に重要です。この心身の動きを司るエネルギーが「気」です。**「気」は体内を循環し、その充実具合によって元気になったり、逆に病気になったりするとされています。

また「気」には増減する性質があり、どれくらい蓄えられているかによって、心や体に大きな影響を与えるとされています。

大きな試合が終わった後、どんなに強い選手でも心身ともに消耗し、「気が抜けた」状態になることがありますが、このような状況に至ると、選手はすぐに新たな力を発揮することが難しく、「燃え尽き状態（バーンアウト）」に陥りやすくなります。

▼外気と内気の活用

「気」には外気と内気の２種類があります。


外気とは、宇宙や自然界に存在する外部のエネルギーのことであり、それを体に取り入れることで心身の状態を整える考え方です。選手自身が元々持つ自分の内なるエネルギー（内気）とは相対する力です。

例えば、大自然の中でトレーニングを行うと心身がリフレッシュされ、集中力が高まるという経験があると思います。これは、自然の外気が選手の内気に影響を与え、エネルギーの回復や増加を促しているからです。

最高の結果を出し、それによって目減りしてしまった内気を補うために、自分を取り巻く環境からエネルギーを受け取って活用することで、より強い内気となり、選手のパフォーマンスはさらに向上します。

このように、「気」は一定ではなく、増えたり減ったりするものです。そしてその変化が選手の心身に影響を与えます。

よって**選手は「気」の変化を意識し、自分のメンタル状態が現在どのようなレベルであるか、内気がどれだけ高まっているかを的確に把握する必要があります**。

試合の前後で気が充実しているのか、それとも不足しているのかを感じ取り、それに応じてトレーニング方法や休息の調整を行って、次の戦いに臨むことが大切です。

「最適戦闘状態」をつくり上げるためには、この「気」をコントロールし、心身のバランスを保つことが必要です。選手は自分の内なる力を最大限に引き出すことが可能となるでしょう。この「気」を活用する方法を身に付けることが、さらなる成長への鍵となるのです。

▼現代心理学と伝統的な「気」の交差点

「気」という言葉が持つ感覚的な響きは、心理学的な理屈よりも選手にとって直感的に理解しやすいだけでなく、実際のパフォーマンスにも影響を与えます。

心と体を一体化させる「心身一如《しんしんいちにょ》」の状態を目指すには、この「気」というエネルギーの働きを理解し、うまく活用することが必要です。

「気」は、身体を動かすエネルギーであり、心と体を結び付ける重要な要素とされています。このエネルギーは増減する性質を持っているので、その充実度合いによって心身の状態が大きく変化します。

前述したように、大きな試合の後では、心身が消耗して「気が抜けた」ような状態になります。このような状況で無理に力を出そうとすると、かえって燃え尽き状態に陥る可能性があります。

SBT

2

「三気法」を会得するための具体的な方法

「三気法」を詳しく掘り下げてみましょう。

「三気法」とは、試合やパフォーマンスで必要とされる3つの要素、「冷静さ」「ワクワク感」「強気」を一度に備えた、「最適戦闘状態」をつくり出すメンタルトレーニング法とすでに説明しました。

この手法を身に付けることによって、**「気」の蓄積、調整、解放前の仕上げという3つのプロセスを経て、最大の爆発力を発揮することができる**ようになります。

それではその手順を順に見ていきましょう。

①気を蓄える

「気」を蓄える段階では、エネルギーを心身に満たすことが重要です。この過程は火山のマグマにたとえられます。

火山の噴火には、地中深くから上昇してきたマグマが、火山の下にある「マグマ溜まり」に蓄えられる必要があります。この蓄積が不充分であれば、噴火は弱々しいものになってしまうでしょう。同様に、スポーツ選手も心のエネルギーが不足していると、試合や本番で思い切り力を発揮することができません。

「気」を蓄えるためには、日々の練習やリラクゼーションを通じて、心身を整えエネルギーを充実させることが重要です。

②気を練る

次の段階は、**蓄えた「気」を練ることです。これは、蓄えられたエネルギーを適切に調整する**ことで、火山で言えば、マグマ溜まりに蓄えられるなど色々な作用が生じる段階にあたります。「気」のエネルギーも同様で、ただ蓄えるだけでは力を発揮できません。蓄えたエネルギーを調節し、必要な方向に向けて準備することが重要です。

このプロセスでは、集中力を高め、試合やパフォーマンスに備えるための心理的な技術や習慣が活用されます。

③気を締める

最後に、蓄えられた気を一気に解放する前の仕上げ段階になります。これは、選手が試合やパフォーマンスの場で全力を発揮する直前の段階に相当します。火山の爆発手前の段階です。

この一連の3つのプロセスを経て、まるで火山が爆発するように、**蓄えるだけ蓄えた気のエネルギーが一度に放出され、選手の力強い動きや集中したパフォーマンスにつながっていくのです**。

▼「気」の循環を意識したトレーニング

「気」のエネルギーは一定ではなく、常に増減しているので、その管理をすることが、パフォーマンスを安定させる鍵です。例えば、試合後に「気」が消耗したら回復させ、次の試合までには「気」を再び満タンにしておくことが、変わらず質の高いパフォーマンスをするうえで重要です。

「気」を取り入れたメンタルトレーニングは、東洋医学の知恵と現代心理学を融合させた方法です。**「気」の蓄積、調整、解放前の仕上げ、という3つのプロセスを意識することで、選手は心身を最大限に活用し、「最適戦闘状態」をつくることができます。**

こうしたトレーニングは、スポーツのみならず、あらゆる分野でのパフォーマンス向上に応用できる可能性を秘めています。

▼メンタルトレーニングで失敗する日本的な原因

スポーツや日常生活でのメンタルトレーニングは、目標達成や自己成長に大きく関わるものですが、充分に準備し、「気」を取り入れたつもりでも、思うような成果が得られないことがあります。その場合、原因は「気」を充分に整えることができず、三気（冷静さ・ワクワク感・強気の3つを同時に兼ね備えた要素）が揃わなかったことにあると言えます。

特に日本では、メンタルトレーニングの一部に過度な焦点が当たりがちで、全体的なバランスが整っていないことがしばしばあります。

その失敗のそもそもの要因とは何でしょうか。

日本人のメンタルトレーニングでは、「気を締める」作業が過剰に強調される傾向があります。いわゆる「気合いを入れる」や「緊張を高める」といった伝統的でいかにも日本らしい方法です。

これらは、瞬間的な集中力や興奮状態をつくり出す目的で行われますが、エネルギーを蓄える段階が不充分なまま実施すると、逆効果になることが少なくありません。

もしエネルギーが蓄えられていない状態で過剰に緊張を強いると、気持ちが空回りし、必要な冷静さを欠いてしまいます。また、過度の興奮は集中力を乱し、パフォーマンスの低下を招く要因にもなります。

このような失敗の多くは、「蓄える」プロセスを軽視していることが原因だと考えられます。

▼心に溜まった「ゴミ」を一掃する

「気を蓄える」ことは、心のエネルギーを充実させ、試合や重要な場面でのパフォーマンスを支える基盤をつくるために不可欠です。このプロセスは、日々のトレーニングで行うべき「保有能力」の向上と密接に関わっています。

「保有能力」とは、選手が持つ基礎的なエネルギーの量であり、これが充分でない場合には、どんなに「発揮能力」を高めても安定した成果を出すことは難しいでしょう。

体づくりに日々の食事や栄養摂取が必要なように、心にも「栄養」が必要です。この「心の栄養」とは、気力や意欲を保つためのエネルギーです。

心のエネルギーが不足すると、選手は元気を失い、夢や目標を追求する意欲も湧かなくなります。実際、オリンピックのような大舞台を経験した選手の中には、大会後に心身ともに疲弊し、燃え尽き症候群のような状態に陥るケースも少なくありません。

ストレスや否定的な思考は、知らず知らずのうちに脳の機能を低下させ、パフォーマン

スを妨げる要因となります。心のエネルギーを蓄えるための第一歩は、心に溜まった不要なストレスや雑念を取り除くことです。

これが「忘れる作業」です。

大小様々な心の「ゴミ」を一掃し、心に静けさを取り戻すことが重要なのです。

▼蓄えた「気」を発揮するプロセス

蓄えた「気」は、ただ蓄積するだけでは意味がありません。これを試合やパフォーマンスの場で最大限に活用するためには、「気」を発揮し、パワーを爆発させるための準備が必要です。このプロセスは、火山にたとえて前述しましたが次のように進行します。

①気を蓄える

心身のエネルギーを満たし、整え、エネルギーを充実させます。

②気を練る

蓄えた「気」のエネルギーを調整し、必要な方向に向けて準備します。

③気を締める

試合やパフォーマンスの場で、火山を爆発させるように蓄えたエネルギーを一気に爆発させ、最大限の力を発揮する直前の仕上げ段階です。

これらのプロセスを段階的に行うことにより、選手は心身ともに必要とされる3つの要素である「冷静さ」「ワクワク感」「強気」を同時に兼ね備えているという「最適戦闘状態」を維持し、試合や重要な場面で実力を発揮することができます。

メンタルトレーニングには、「日々のトレーニング」と「試合のためのトレーニング」の2つがあります。

前者は、トレーニングを日常的に行うことによって基礎的な能力を高め、成長を促進するために行われます。

一方、後者は試合でのパフォーマンスを最大化するために、どこで蓄えたエネルギーを爆発させるのかタイミングが決まっているトレーニングです。

これまでのメンタルトレーニングは、試合の結果や記録を重視してきました。しかし、それだけではその場だけのプレイヤーとなり、真の意味で優れた選手になることはできません。**試合で実力を発揮するだけでなく、日々のトレーニングを通じて新たな成長を遂げることが、真の意味での優れた選手を目指すための鍵となります**。

このように、メンタルトレーニングを成功させるためには、「気を蓄える」「気を練る」「気を締める」という3つのプロセスをバランスよくしっかりと実施する必要があります。

特に日本では「気を締める」ことに偏る傾向が見られますが、その前提となる「気を蓄える」作業が欠けている場合、トレーニングが逆効果となるリスクがあります。

心のエネルギーを充実させるためのリラクゼーションやストレス解消の手法を取り入れることで、選手はより安定したパフォーマンスを発揮できるようになります。これによって、試合での成功だけでなく、日々のトレーニングによる自己成長も実現可能となるのです。

SBT 3

リセットする作業としてのリラクゼーション

心をリセットするためには、リラクゼーションすることがとても有効です。

スポーツ選手がよく行っている「座禅」はリラクゼーション法のひとつで、他には「瞑想」があります。座禅は深いリラクゼーションをもたらし、脳から「α波」を発生させることが確認されています。このα波は、脳がリラックス状態にある時に発生する脳波で、適度な集中力と気持ちを穏やかにさせるものとして知られています。

スポーツや勉強、仕事で高い集中力を発揮する際、このα波が脳内で活発に働いていることがわかっています。

座禅や瞑想を繰り返して慣れてくると、念じることによってα波を意識的に引き出せるようになります。

すると、どのような状況でも冷静かつ集中した状態を維持できるのです。簡単には身に付かないものではありますが、これは試合中のパフォーマンス向上や日々の生活をするうえで、とても役に立つ技術です。

トップアスリートや日々の忙しい生活を送る人々にとって、心身をリラックスさせる方法を身に付けることは重要です。特にプレッシャーの多い場面では、冷静さと集中力を保つことが必要不可欠です。

心身をリラックスさせるための手軽で効果的な手法に「腹式呼吸法」と「クリアリングテクニック」（107ページ参照）があります。

▼リラックスを高める腹式呼吸法

「腹式呼吸法」という言葉を聞いたことがあると思います。**腹式呼吸は、胸ではなく腹部を使って深くゆっくりと息を吸う呼吸法です。鼻から吸い、腹が膨らむようにして、ゆっくり吐きます。**

肩が上がるような呼吸は胸式呼吸なので、そうならないように注意してください。

腹式呼吸によって酸素供給が増え、リラックス効果も得られます。また副交感神経を活性化させたり、心拍数を低下させて体を落ち着かせたり、筋肉をリラックスさせる効果があり、全身の緊張が解けます。

私たちは「冷静になろう」「リラックスしよう」と頭で考えても、実際にその状態を自分でつくり出すことがなかなかできません。しかし、**腹式呼吸を通じて身体に働きかけると、心を落ち着かせることができるのです**。

この方法を日常的に訓練しておくことで、試合や大事な局面で自然とリラックス状態に入ることが可能になります。

腹式呼吸に慣れてくると、短時間で心身を落ち着かせることができます。

特に私たちが推奨する腹式呼吸が「西田式呼吸法」という呼吸法です。脳を集中させ、最適な心身状態に変化させます。具体的には「3秒かけて鼻から息を吸う」→「2秒止める」→「ストローで息を吹くようなイメージで8秒かけて口から細く長く吐く」という呼吸法です。

ストレスがかかった状況や緊張状態にある時には、この『西田式呼吸法』を行って心を整えることが有効です。

▼試合中の雑念を払うクリアリング

試合やプレッシャーの強い状況では、失敗やミスに対する不安や「しまった!」という雑念が絶えず湧き上がってくることがあります。このような否定的な感情を抱えたままでは、心が乱れ、次のプレーに集中することが難しくなります。

ここで役立つのが第5章(107ページ)でも紹介した「**クリアリングテクニック**」です。**クリアリングとは、頭の中にある物事を削除し、パソコンのようにクリアにしてしまうものです。**

クリアリングテクニックが身に付いていると、ある決まった動作や考え方をするだけで、不要な感情や雑念がリセットされ、集中力とリラックスを取り戻せます。

クリアリングを実践する際には、腹式呼吸と組み合わせ、その効果をさらに高めること

ができます。この際、特定の言葉やポーズを条件付けとして取り入れるのがポイントです。

□リラックス状態をつくる

腹式呼吸を行い、副交感神経を活性化させることで、心と体をリラックスさせます。この時、深く息を吸い込み、ゆっくりと吐き出すことを繰り返します。

□言葉とイメージを組み合わせる

リラックス状態に入った際に、「大丈夫」「落ち着こう」などのポジティブな言葉を口にします。同時に、成功や平穏をイメージすることで、心にその状態を刷り込む訓練をします。

□条件付けを繰り返す

練習の中で、この一連の動作を繰り返し行い、特定の言葉やポーズがリラックス状態を引き出す「条件反射」として体に覚えさせます。

このようにクリアリングテクニックを身に付け、いつでもできるようにしておけば、試合や緊張の場面でも自然とリラックス状態に入ることができるようになります。

▼トップアスリートに学ぶ集中力の高め方

腹式呼吸法は、単純な動作でありながら非常に強力な効果を持っています。これを日常生活や練習に取り入れると、いざという時に緊張やストレスを緩和させることができ、より良いパフォーマンスを発揮できるようになります。

この方法は、トップアスリートが試合中や大舞台で活用しているメンタルトレーニングの一部です。

腹式呼吸法とクリアリングテクニックは、どちらも簡単に実践できる、効果が高いメンタルトレーニングの方法です。これらを繰り返し練習し、日常生活や試合で自然に活用できるようにすることで、どんな状況でも冷静さと集中力を維持できるスキルが身に付きます。

これらのテクニックを習得するためには継続的な練習が必要ですが、時間をかけて取り組めば、それだけの価値があるテクニックです。スポーツの世界だけでなく、ストレスが多い現代社会の中で、心を整えるテクニックは大きな財産となるでしょう。

▼身の回りの自然と人々からエネルギーを取り込む

疲れが溜まった時、普段の生活環境を離れてリフレッシュすることは、多くの人が実践している効果的な方法です。

リフレッシュは、東洋医学の視点では「大自然の気を取り入れて心と体にエネルギーを蓄える」という行為にあたります。自然の力を活用することで、心身を癒し、エネルギーを回復させるということです。

リゾート地や静かな自然の中でゆっくりとすごすことは、心と体に大きな影響を与えます。みなさんも体験したことがあるのではないでしょうか。

厳しい練習や過密スケジュールに追われる選手ほど、こうした「気を蓄える」時間が大切です。

心のエネルギーが不足していると、やる気やモチベーションが低下し、最終的には成績が落ち込むだけでなく、無気力状態に陥ることさえあります。この「燃え尽きた」状態は、最悪の場合、引退を考えるきっかけとなることもあります。

自然の中で心を解放し、試合や練習のことを忘れてリラックスする時間をつくることは、非常に大切な「気の補充」のプロセスなのです。

大自然は、私たちが想像している以上に大きな力を秘めています。緑豊かな森の中を散歩する、波の音を聞きながら海辺でくつろぐなどの行為は、心と体を癒やし、新たな力を生み出します。自然と触れ合うことで、「もう一度頑張ろう」という前向きな気持ちが湧き上がるのです。

▼周囲の人々から「気」をもらう

もうひとつの「気を蓄える」方法として、周りの人々からエネルギーをもらうという手段があります。例えば、試合後に仲間と喜びを分かち合う、観客の応援の声に背中を押されるといった経験は、人から「気」をもらう行為そのものです。

周囲の人々の存在や応援を意識することで、そのエネルギーが自分の中に取り込まれ、やる気や元気が湧いてくるのを感じたということはないでしょうか。特に、大切な家族や友人、恋人からの励ましは、心のエネルギーを満たす大きな源となります。

私たちは、たったひとりで生きていくことはできません。社会にいる以上どうしても、自分ではない他の人々（家族も含む）との接点が必要になります。私たちの「気」も、他者とのつながりによって支えられています。例えば、ライバルに先を越されたり、スランプに陥ったりした時、再び立ち上がるための原動力となるのは、家族や友人の励ましであることが多いものです。彼らの信頼や愛情は、私たちの心に新しい力を生み出します。

このように、**心のエネルギーを蓄えるためには、他者とのつながりを意識することが重要だと言えます**。もし周囲の人々からの「気」を取り入れることができなければ、それは肥料を与えられない作物と同じです。

どれだけ努力しても、心の栄養が不足してしまい、成長することが難しくなります。

SBT

4 感謝の心が「気」を高める

周りの人々から「気」をもらうためには、まず自分を応援してくれる周りの人たちの存在を自覚することが大切です。

自分を支えてくれている人たちの存在に気づき、感謝の気持ちを持つと、心のエネルギーはますます大きくなります。感謝する心を持つ選手は、心のエネルギーをたっぷりと受け取ることができ、より強く、前向きな気持ちで取り組むことができるのです。

心のエネルギーを蓄える行為は、日々の生活や競技において心身のバランスを保つために欠かせないプロセスです。ある意味、休息以上に深い意味を持っています。

自然や他者とのつながりを通じて「気」を取り込み、自分自身を再び奮い立たせる力を得ることで、確実な成長と成功を手に入れるチャンスが生まれるのです。

これこそが、私たちが目標に向かって進み続けるための原動力となるのです。

そこで重要なのが、心の中の汚れを取り除き、新鮮なエネルギーを取り入れることです。**これを支えてくれるのが、周囲の人々の応援や支え、そして感動です。**感動は、私たちの内側を強く揺さぶる力を持っています。

スポーツ選手は、何年も競技を続けているとモチベーションが次第に低下し、目標への情熱が薄れていくことがあります。この状態が続くと、努力に感動が伴わず、かえって疲労感やストレスばかりが積み重なっていきます。

その結果、勝つ喜びを忘れ、モチベーションを失い、良い結果を出すことが難しくなるのです。

従来のメンタルトレーニングでは、目標のイメージングや願望実現の技術を使い、心を高めようとします。しかし、それだけでは勝利の喜びや努力が報われた瞬間の感動を強く思い描くことは難しいものです。

心を本当に燃え上がらせるためには、あらゆる物事に感動し心をプラスに導く「感動力」が必要です。

▼感動力を育む「感謝」の力

感動力を高めるための鍵のひとつが「感謝」です。

北京オリンピックで女子ソフトボール日本代表チームは、感謝と感動をテーマとした特別なプログラムに取り組みました。その中には、選手たちがこれまでお世話になった人々に感謝を伝えるという項目がありました。

選手たちは、家族、友人、指導者など、自分を支えてくれた人々の存在を改めて実感し、感謝の気持ちを言葉にしたのです。

このプロセスを通じて、彼女らは「自分たちの活躍がこの人たちを喜ばせることができる」という強い思いを持つようになりました。これが、目標や願望を達成するための心を揺さぶるモチベーションへと変わっていったのです。

感謝や感動の材料は、日常生活の中に多く存在しています。

例えば、映画を観ることで感動を得る人もいます。特に逆境を乗り越えて目標に達するような物語は、困難に立ち向かう勇気をかき立てる力を持っています。また、テレビで他人の挑戦を目にすることが、自分自身の心に火を灯すきっかけになることもあります。

こうした感動体験は、意外なほど大きな力を持っています。感動は、私たちの心に燃料を注ぎ、エネルギーを高めてくれるのです。すなわち次のような図式になります。

感動力の本質 ➡ 心を燃え上がらせるエネルギー

感動は、私たちの心を深く揺さぶり、内なる力を引き出してくれます。

感動力を育むことで、選手たちは努力を続けるエネルギーを得られます。それは、大きな目標を達成するための重要な要素となるのです。

特に感謝の心を持つことが感動力を高める大切な要素となります。感謝の心を忘れず、周囲の支えに目を向けることで、私たちは新たなエネルギーを受け取り、自分の可能性をさらに引き出すことができます。

アスリートにかぎらず、私たち全ての人にとって、感動は日々の生活を豊かにし、困難に立ち向かう勇気を与えてくれるものです。感動力は、目標を達成するための強力なエンジンとなるのです。

周囲の人々に感謝し、感動的な体験を大切にすることで、心はエネルギーを蓄え、一層強く燃え上がります。このエネルギーを活用すれば、どんな困難にも立ち向かい、新たな目標に向かって力強く進むことができるでしょう。

SBT

5

自己イメージの高め方

「最適戦闘状態」をつくるために必要とされる3つのステップ（125ページ参照）のうち、第2段階にあたるのは「気を練る」ことでした。

第1段階で蓄えた「気」のエネルギーは、まだ形のない漠然とした状態です。「練る」というのはちょっとわかりづらいですが、つまりはエネルギーを実践的なパワーに変えていくことです。

「気を練る」際に重要なのはイメージを活用すること。具体的なイメージングを通じて、心のエネルギーに明確な形を与えるのです。そのポイントを紹介しましょう。

□自己イメージが心のパワーを決める

スポーツの現場では、「根性」や「根気」が重要だとよく言われます。厳しい練習に耐え、試合で粘り強さを発揮するためには、これらの心のパワーが欠かせません。

しかし、ただ「根性を出せ」と言われても、どうすればそれが可能なのかわからない人も多いでしょう。

実は、**根性や根気といった心のパワーを生み出す秘訣は「自己イメージ」にあります。自己イメージの高い人は、自分を「すごい」と思い込むことができるため、どんな逆境でも簡単には妥協せず、根性や根気を発揮することができます。**

一方、自己イメージが低い人は、自分に対して「どうせ無理だ」「こんなものだろう」と妥協しやすくなり、努力を続けることができません。

□過去ではなく未来から自己イメージをつくる

私たちは過去の失敗や弱さにとらわれがちです。 例えば、練習をさぼったこと、厳しいトレーニングを乗り越えられなかったこと、試合で力を出し切れなかったことなど、大きなミスをして負けてしまったことなどなど。こうした過去の出来事を材料にして、自己イメージを低くしてしまう傾向があります。

しかし、**自己イメージを高めるためには、未来を思い描くことが重要です。**

一流のアスリートたちは、未来の自分を具体的にイメージしています。目標を達成し、夢を叶えた自分を思い描き、その姿から現在の自分を見つめています。

その未来の自分が、「こんなことで諦める自分ではない」と語りかけ、現実の困難を乗り越える力を与えてくれるのです。

「もう充分だ」と簡単に妥協しがちな自己イメージが低い選手とは逆に、自己イメージを高く持つ選手は、「まだやれる」「これでは終わらない」と考え、夢や目標に向けて必要な課題をひとつひとつクリアしていく力を持っています。

▼イメージを具体化する方法

未来の自分を具体的にイメージし、それを現在の自分の行動に結び付けることで、「気」を整えるプロセスが完成します。このプロセスは、次のような流れです。

①未来の自分を思い描く

自分が夢や目標を達成した姿を、できるだけ具体的に想像します。例えば、試合で優勝した瞬間や、目標を達成して周囲の人々が喜んでいる光景をイメージします。その時に感じる喜びや達成感をリアルに想像しましょう。

②今の自分を未来の自分から見る

未来の成功した自分が、現在の自分を見ている状況を思い描きます。そして未来の自分が「ここで諦めてはいけない」「もう少し頑張れば夢に近づける」と現在の自分に語りかけるという感じです。「ここで止まるのはまだ早い」「次に進むべきだ」と未来の自分が語りかけている感覚を大切にしてください。

③繰り返し練習する

イメージングは一度で完璧になるものではありません。繰り返し行うことで、自己イメージがより強固なものになり、心のエネルギーを実践的なパワーへと変えます。

イメージングしたうえで、その目標に向かうための具体的なプロセスを考え、必要な課題をひとつひとつクリアしていきます。その過程を通じて、自分の未来像がますます鮮明になります。この手順を踏むことによって、ワクワク感が生まれ、それは「最後までやっ

〈自己のイメージを具体化する手順〉

1 未来の自分を思い描く

自分が夢や目標を達成した姿を具体的に想像する。達成したい目標や、その結果を得た自分の姿を、具体的に思い浮かべる。その時感じる喜びや達成感をリアルに想像する。

2 今の自分を未来の自分から見る

未来の成功した自分が、現在の自分を見ている状況を想像する。「ここで諦めてはいけない」「もう少し頑張れば夢に近づける」「ここで止まるのはまだ早い」「次に進むべきだ」などと未来の自分が語りかけている感覚を大切にする。

3 繰り返し練習する

イメージングは一度で完璧になるものではない。繰り返すことによって、自己イメージがより強固なものになり、心のエネルギーを実践的なパワーへと変えていく。その過程を通じて、自分の未来像がますます鮮明になる。

夢や目標を持ち、それを達成した未来の自分を強く思い描くと、根性や根気、ワクワク感といった心のパワーが自然と湧き上がる。ただ漠然と目標を掲げるだけでは得られない感情となる。

てやるぞ」という根性につながります。

未来の自分をしっかりとイメージすることができれば、ワクワク感や根性、やる気は自然と湧き上がってきます。それは、ただ漠然と目標を掲げるだけでは得られない感情です。

▼「最適戦闘状態」をつくる「詰める作業」とは

「最適戦闘状態」である3つの要素のうちのひとつに「ワクワク感」がありました。

ただし、このワクワク感とは単なる興奮や楽しさではありません。未来の自分を具体的に思い描き、それに対する自信に満ちたワクワクです。そのためには、ワクワク感を試合で発揮できる現実的なパワーへと変えることが重要です。

それを可能にするのが、前章で説明した「**詰める能力**」による「詰める作業」です。

「詰める能力」とは、目標にたどり着くための処理目標であり、それらを確実に達成していくことによって、一歩一歩、追い詰めるように成功に近づいていくことができる能力で

す。絶対に諦めず、モチベーションを維持し突き進みます。そうすると、ワクワクしながら進むことができます。

日々行っている練習を何となくこなしているようでは、「詰める作業」とは言えません。意味がわからないまま練習を続けていると、それはただの苦痛になります。ワクワクできません。練習を意味のあるものにするためには、次の問いを自分に投げかける必要があります。その問いとは、

「なぜこの練習をしているのか」
「この練習は試合でどんな成果をもたらすのか」

というものです。多くの人が練習を嫌いになる理由は、練習が厳しいからではありません。本当の原因は、練習の意味を理解していないこと、そしてそれを意識していないことにあります。

そこで、前述のような問いを通じて練習の意味を理解し、自分の行動に意義を見出す必

要があります。練習の目的を理解し、試合での成果をイメージできれば、苦しい練習にもやりがい、ワクワク感を見つけることができます。

▼ピークパフォーマンスのイメージを持つ

「詰める作業」の重要なポイントは、「**ピークパフォーマンス**」のイメージを持つことです。**ピークパフォーマンスとは、パフォーマンスの頂点、つまり最高のプレーを発揮する瞬間を指します**。例えば、理想的な体の動きや連携プレーなど、自分が試合で実現したい場面の明確なイメージを思い描けているかということです。

これは技術的な目標に最も近い「未来の自分」を思い描く作業です。理想的な動きを脳に焼き付けることで、あなたの練習はさらに効果的になります。

ピークパフォーマンスのイメージを定着させるトレーニングは「**メンタルリハーサル**」と呼ばれます。

脳は、頭の中で描いたイメージを現実にしようとする性質を持っています。そのため、

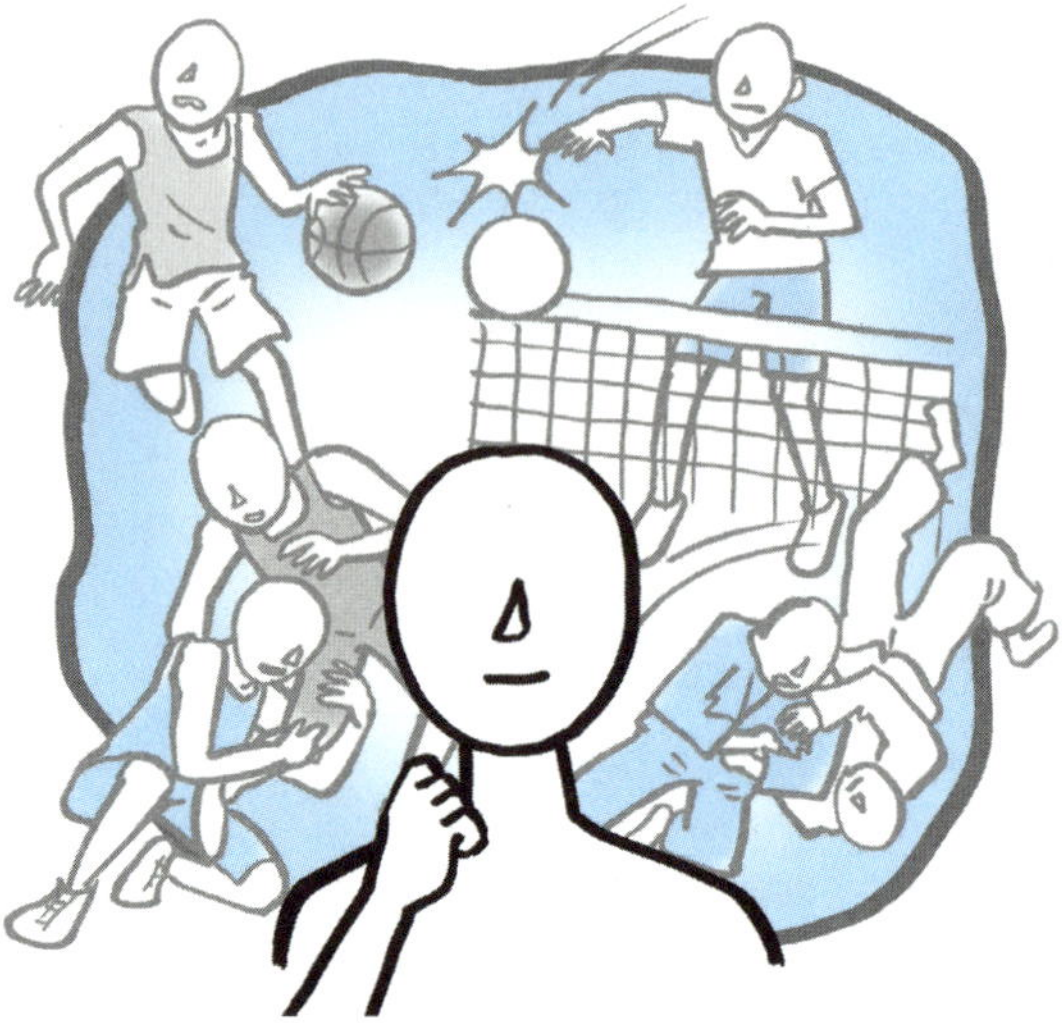

最高のプレーのイメージが脳にしっかり刻まれていれば、脳はその動きを筋肉に指示し、実際に体をその通りに動かします。最高のプレーをイメージしながら練習に取り組む選手と、ただ漠然と練習をこなしている選手では、試合での発揮能力に大きな差が生まれます。

どんな動きにも、まず頭の中でのイメージが必要です。そのため、普段から具体的な目標を持ち、理想の自分を明確にイメージすることが、成功への近道となります。自分のパフォーマンスが飛躍的に向上し、真のワクワク感を感じられるでしょう。

SBT

6 「三気法」と「最適戦闘状態」の3つの心の関係

試合や競技の本番において、全力を出し切るためには、心と体を「最適戦闘状態」に整える心の準備が大きな鍵を握ります。そこで必要とされるのが、次の3つの心です。

この3つの心の状態は、「三気法」の「気を蓄える」「気を練る」「気を締める」という段階それぞれで獲得できます。

①冷静な心（第1段階：気を蓄える）

心を落ち着け、エネルギーを蓄える準備を行う段階です。

②ワクワクする心（第2段階：気を練る）

緊張感を楽しみに変え、ポジティブなエネルギーを調整する段階です。

せます。

③強気の心（第3段階：気を締める）

自信を持ち、戦闘モードに入るための直前の段階です。この段階で「戦う心」を完成さ

▼強気の心をつくる「ナンバーワンポーズ」

メンタルトレーニングでは、**3つ目の「強気の心」をつくるプロセスを「サイキングアップ」と呼びます**。ウォーミングアップが体を温める準備であるのに対し、サイキングアップは心を高める準備です。

サイキングアップの目的は、選手を最高のパフォーマンス状態へ導くことです。脳内ではドーパミンやノルアドレナリンなどのホルモンが分泌され、体の筋肉や神経が戦闘モードに切り替わります。

監督が発する「締まっていけ！」「気合いを入れろ！」といった声も、この状態への切り替えを促すものです。また団体競技では、チームで円陣を組むなどして、かけ声をかけ、士気を高める姿をよく見かけます。

私たちが指導した実績のある駒澤大学附属苫小牧高等学校野球部は、伝令が来るなどピンチの時にマウンドに集まり、最後に全員で人差し指を1本高く掲げていました。ご記憶にある方も多いでしょう。

それが駒大苫小牧高校の「**ナンバーワンポーズ**」でした。

この効果もあり、彼らは2004、2005年と夏の甲子園で優勝し、翌2006年に準優勝しました（あのマー君こと田中将大投手とハンカチ王子こと斎藤佑樹投手の2日間にわたる激戦です）。このナンバーワンポーズは、彼らが甲子園で頂点に立つための儀式となったのです。

脳のプラス感情を引き出すための定型動作として、「ナンバーワンポーズ」を導入して、見事に結果を出すことができたのです。

後にナンバーワンポーズは、2008年の北京オリンピックにおいて、同様に私たちがメンタルトレーニングを指導した女子ソフトボールチームが金メダルをとった際にも行われました。その後、多くのチームがこれをマネて、結果を得ているようです。

〈ナンバーワンポーズの写真〉

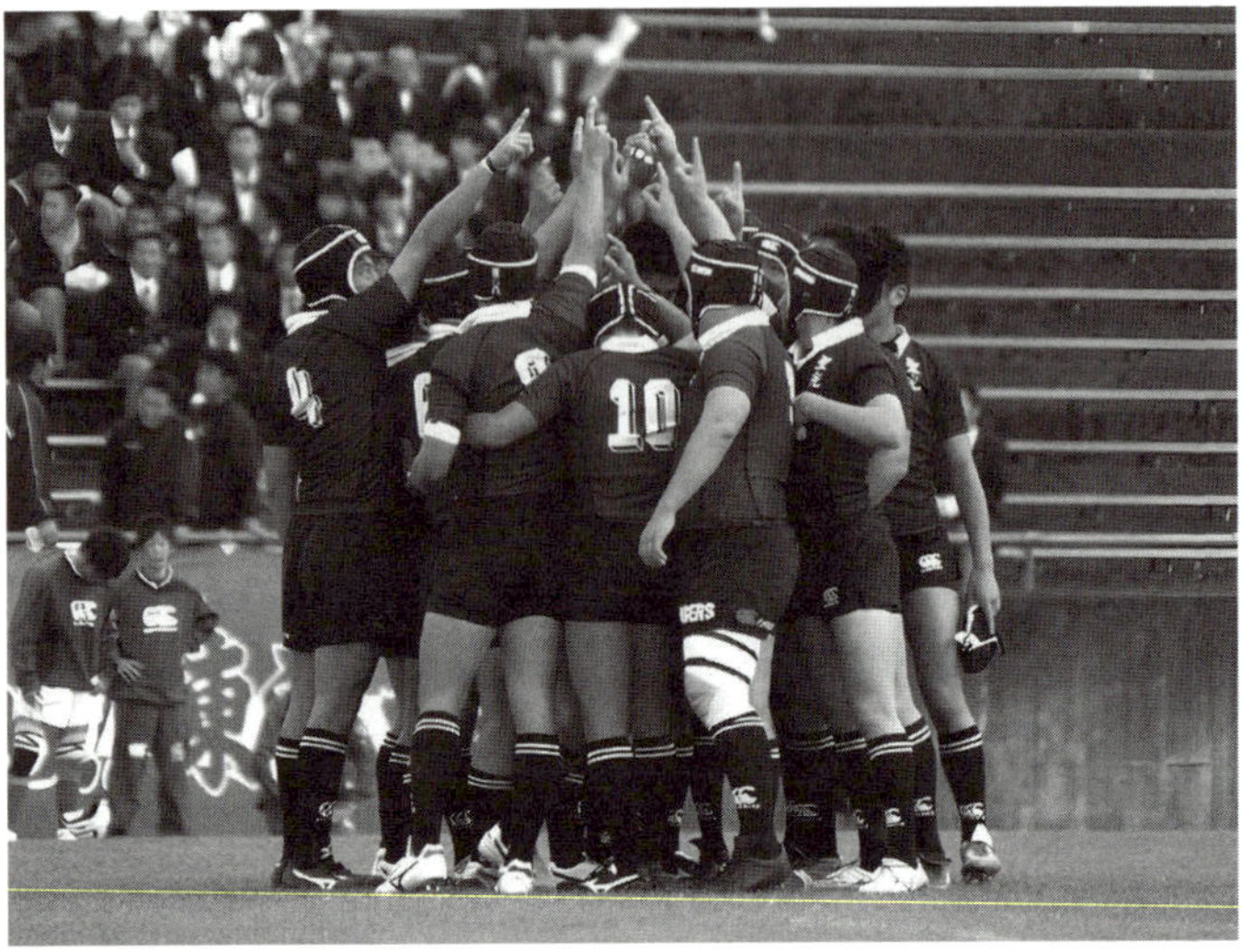

静岡聖光学院高等学校ラグビー部による「ナンバーワンポーズ」。全体練習が週2〜3回しかなく、1回の練習時間も1時間半〜2時間程しかとれない中で創部36年目で花園に初出場を決めた（写真提供：株式会社サンリ）。

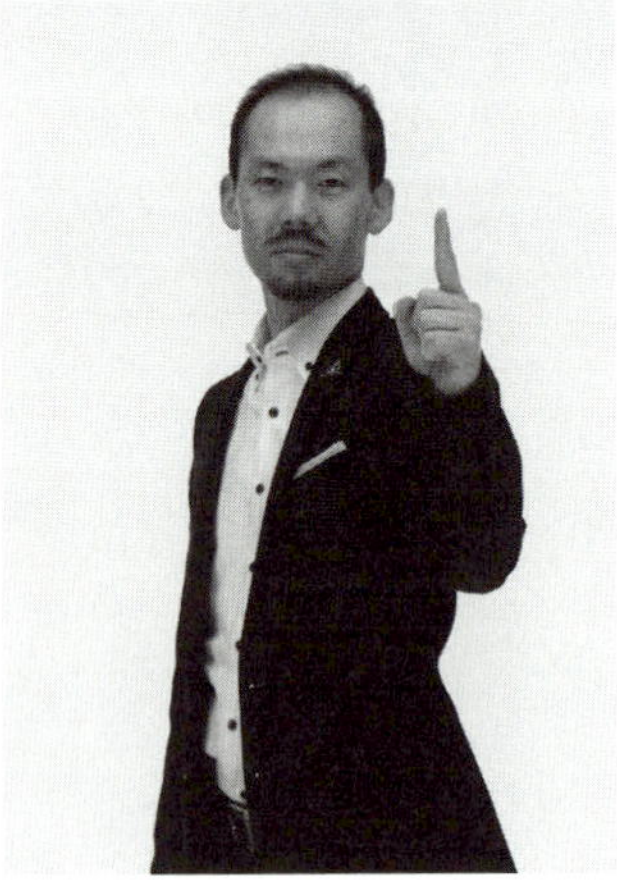

著者による「ナンバーワンポーズ」
（写真提供：株式会社サンリ）

▼いざという時に頑張れる「ガッツ脳」をつくる

スポーツでガッツを出すことは非常に重要です。

ところで、このガッツとは何でしょうか。ガッツとは、英語の「内臓」「はらわた」を意味する「guts」に由来しており、体の中にあるものというところから転じて「勇気」「根性」「強い精神力」などの意味で使われるようになりました。

程度の差はあれ、誰でもガッツを一瞬だけは発揮できるでしょう。しかし**大切なのは、そのガッツを持続させることなのです。これが、選手たちにとっての大きな課題です。**

メンタルトレーニングの一環として、**いざという時に頑張れる「ガッツ脳」をつくる**には、次のような手順が求められます。

①成功した自分をイメージする

過去の成功体験や理想的なパフォーマンスを思い出し、鮮明にイメージします。

②肯定的な言葉を繰り返す

「自分ならできる」「絶対に勝つ」といった前向きな言葉を何度も心の中で繰り返します。

③呼吸法を活用する

短く力強い呼吸を意識し、体全体にエネルギーがみなぎる感覚を得ます。

④ルーティンを取り入れる

特定の動作や習慣（例：手を叩く、拳を握る）を行うことで、スイッチを入れる合図をつくります。

このような手順を経て、いざという時に頑張れる「ガッツ脳」をつくることができます。

ただ、問題はその次の「ガッツを持続させる」という点です。

試合や練習の始まりでは、強気で「勝てる！」という気持ちを持てたとしても、時間が経つにつれてその思いが揺らぎ、逆に「負けるかもしれない」「まずい」という不安に変わってしまうことがあります。

ガッツが一時的に湧いても、途中で消えてしまうのは自然なことです。練習を始めた時には意欲的だったのに、疲れが出ると「早く終わって欲しい」と感じ、頑張りが続かなくなるのも同様です。

このように、ガッツを持続することは簡単ではありません。


そこで自分の「ガッツの記憶」を振り返ってみましょう。自分にとって最高にガッツがあったと感じた瞬間のことです。

例えば、試合で逆境を乗り越えたり、練習でどんなに苦しくても頑張り続けた場面です。その時の言葉、動作、表情、そして心に浮かんだイメージを振り返ることで、ガッツが湧いた自分の状態を感じ取ることができます。

逆に、ガッツが出なかった時のことも思い出してみてください。

相手にリードされて「やられた」と口にしたり、悔しそうな表情を浮かべたりした場面があったかもしれません。そのような時には、頑張れるイメージを持つことができず、むしろ負けるイメージが自然に湧いてしまいます。

▼ガッツを定着させる「アンカーリング」

では、ガッツを持続させるにはどうすれば良いのでしょうか。

ガッツを一瞬だけではなく、安定して発揮できるようにするためには、**消えやすい意志を「定着」させるテクニックが必要になります。この手法を心理学では「アンカーリング」と呼びます。**

「アンカーリング」とは、特定の言葉、動作、表情、イメージを脳に強く結び付けることで、いつでも同じ状態を再現できるようにするテクニックです。試合のピンチや起死回生の場面でも、肯定的な動作や表情、成功イメージを取り入れることで、脳に強力な刺激を与え、確固たるガッツを呼び起こすことができます。

その代表的な方法として、「**LMI法**」が挙げられます。これは、次の3つの要素を組み合わせる方法です。

□L（Language：言葉）

自分に力を与える言葉を用意します。
例：「絶好調だ！」「俺ならできる！」など。

□M（Movement：動作）

気持ちを高める動作を設定します。
例：手を叩く、拳を握る、特定のポーズをするなど。

□I（Image：イメージ）

自分が成功する場面を頭の中で詳細に描きます。
例：ゴールを決める瞬間、勝利を確信する瞬間など。

これらの要素をそれぞれ思い描き、組み合わせて記憶することで、思い出すたびに毎回、脳への刺激が強力になり、自然とガッツを湧き上がらせることができます。

そのために必要なのは、ガッツを定着させる「アンカーリング」のトレーニングを習慣化することです。

ガッツを持続的に発揮するためには、日々のトレーニングでＬＭＩ法を取り入れることが重要です。

例えば、寝る前に、自分の成功イメージを思い浮かべながら言葉や動作を繰り返す習慣をつくると、脳がそれを自然に覚え込むようになります。また、日常生活でもポジティブな言葉や動作を取り入れることで、自然とガッツを引き出せるようになります。

これにより、試合の重要な瞬間でも、確固たるガッツを持って挑むことができるでしょう。

Super Brain Training

第7章

SBTを支える「脳」と「心」の仕組み

SBT

1

結果を出す人は、体より頭を使っている

「頭は良いのに、運動が全然ダメ」という人の話をよく聞きます。もしかしたらあなたの周りにも大勢…いやむしろ「私がそう」という人もいるかもしれません。

この場合の「頭が良い」というのはどのようなことを言うのでしょうか。「運動はダメ」というのは、どういうことなのでしょうか。

人間の筋肉は、全て反射的に動いているわけではありません。

例えば、走り幅跳びをする時は、片足を1歩前に出し、同時に反対側の腕を後ろに引き、逆の足を出すとともに今度はもう一方の腕を後ろに引いて云々、踏み切りのステップの前に来たら、利き足で力強くステップを蹴って飛び上がり……などの行為全てを筋肉が勝手にやってくれているわけではありません。

これらの複雑な指示を脳が全てコントロールし、走り幅跳びが行われるわけです。踏み切ったタイミングがおかしくなったという場合も、脳が考えすぎて適切なタイミングを誤ってしまったからに他なりません。筋力の差はともあれ、**体を動かす仕組みについては誰でも同じく、脳が指示を送っているのです**。

いわゆる「頭が良い」というのは、こういう動作をうまくコントロールできることではありません。数学の問題をいとも簡単に解いてしまったり、全教科オール5の成績をおさめたり、また機転が利いたり、ウィットに富んだ会話ができたりというのも、頭が良いという評価対象となるでしょう。しかし、それが走り幅飛びの結果に直接結び付くわけではありません。どうやったら効率良く走力を跳躍力に変換するか、といった理論は編み出せるかもしれませんが、だからと言って勉強だけでは競技の成績は伸びにくいでしょう。

しかし、スポーツ万能な人は存在します。そんな人たちは、自分の体を脳でコントロールし、どのように筋肉を動かせばどのような効果があり、結果が出るかを瞬時に判断して体を操っています。

瞬時に行う全身のコントロールを、全て脳が取り仕切っているのです。これも、「頭が良い」というくくりに入れることができるのではないでしょうか。

スポーツで結果を出せる人は、筋肉だけでなく脳を使って筋肉を適切に動かすことによって身体をコントロールし、結果に結び付けているのです。つまり、スポーツをしている時は脳をフル回転で使っています。脳は肉体の司令塔なのです。

▼脳は意外と単純である

その一方で、脳はとてつもなく単純でもあるのです。

かつて冬季オリンピックのスピードスケートで金メダルを獲得した選手がいました。彼は、自分をとことん追い込み、いわゆる「ゾーン」の状態に入ることによって潜在能力を最大限に引き出し、肉体の限界ギリギリの能力を発揮していました。これにより世界でトップクラスのアスリートとなったのです。

普通ならば、自分が思う最大限の努力をしたことで「ああ、もう無理、ここまでが限界」という形で、結果を残すことになります。むしろこれが当たり前と言えば当たり前のことなのですが、**自分の脳に対して「まだまだできるぞ、限界なんかじゃない」と熱く語りか**

け、徹底的に追い込むことによって、脳に「そうかもしれない、まだやれるかも」と勘違いさせることで、さらに上の能力を引き出すことができるということを、このアスリートは証明してくれました。

ただし、この選手の場合は強烈な追い込み方をして失神してしまったこともあるらしく、一種のトランス状態にまで達していたのかもしれません。

この話題はとても稀なケースかもしれませんが、**脳は思っている以上に限界がなく、「こうだ」と思い込ませれば簡単に信じ込んでくれる、「単純」な一面も持っているのです。**

このことをうまく利用すれば、「もう無理」と思っていた自分自身の限界突破もできるということです。脳をだますことができれば不可能を可能にすることができるのです。

▼3階建ての脳のメカニズム

では、**脳の生理学的な構造**を見ていきましょう。

今さら述べる必要もないかもしれませんが、動物の習慣や行動、生命維持など全ての機能を、生物学的にコントロールするもの、それが脳です。

動物からさらに進化した人間においては、思考や記憶、推測、感情など、動物を超えた多様な機能が絡み合い、感情や表情、動作などが表現されます。ひとりの人間の脳の中で、瞬時のうちに高速かつ精巧に色々なことが処理されているわけです。

類まれなる複雑で高度なつくりの人間の脳なのですが、実は意外と「単純」であることは、前述の話題でもご説明した通りです。

時に**「間違った判断」が加われば、当然間違った結果が導かれます**。「とるに足らないくだらない事象」や「妄言・虚言」などに翻弄されて、**本来下すべき結果とはまったく似ても似つかない判断や行動に出ることもあります**。こうした部分は、「人間は神ではない」ということの証拠でもあるでしょう。

では、その人間の脳とはどのようなものなのか。何がどうして、正しい判断や間違った行動を結果として導き出してしまうのか。その構造を見てみましょう。

人間の脳の断面図は、医学関連の書物やテレビなどでご覧になったことがあるでしょう。

〈 脳の仕組み① 〉

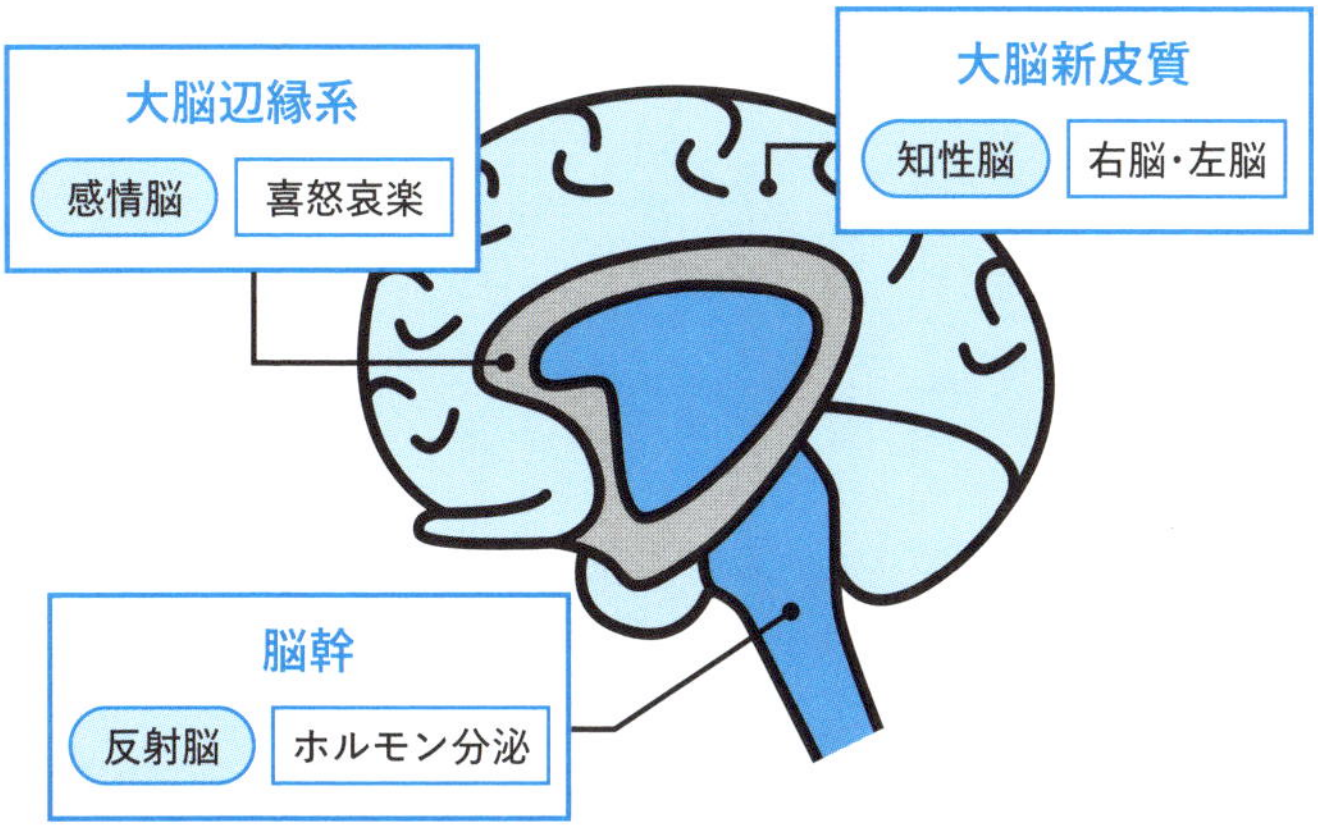

頭蓋骨の下に乳白色のブヨブヨとしたかたまりが、（人によって差異はあるかもしれませんが）みっしりと詰まっています。これを縦の断面で真ん中から割ってみると、大きなかたまりの下に、神経系統がぶら下がった、一種クラゲのような形になっています。

脳は、外側から**大脳新皮質**、**大脳辺縁系**、**脳幹**という名称で分類されます。

大脳新皮質はいわゆる大脳の表面の部分です。その中に包まれるように、大脳に付随する海馬や扁桃体などがあり、これが**大脳辺縁系**と言います。その「根っこ」に当たるところにあるのが**脳幹**です。ここには中脳や脳髄などがあります。この他にも、視床下部などがある間脳、後頭部側にある小脳など、細かく機能の分かれた脳のパーツがたくさんありますが、まずは、大脳新皮質、大脳辺縁系、脳幹の３つを覚えておいてください。

▼3つの脳のそれぞれの機能

では、それぞれの役割を見ていきましょう。

□1階の部分「脳幹」

まず、**脳幹の部分。これを私たちは「反射脳」と呼んでいます。**生命脳とは、その名の通り、生命を維持する機能、体温の調節や心臓の鼓動と一定した脈拍、呼吸、血圧などといった、生物として生きるために必要な最低限の機能を司っています。よって「反射脳」と名づけているわけです。これは**生命維持の基本となるので、脳の土台、すなわち「1階」の部分**となります。

こうした機能をメインに司っているのは、主に中央部にある**小脳**です。生命維持に必要なホルモンの分泌のコントロールなどで体の状態を調節し、健全な体を保持するのです。

□2階の部分「大脳辺縁系」

「1階」があるなら当然「2階」もあります。では「2階」とはどこに相当するのか。

これが大脳の内側を中心とした部分とその周辺の神経の集まりである、**大脳辺縁系**です。この**「2階」部分は、主に感情にまつわるあれこれを取り仕切っています。これを「感情脳」と呼んでいます。**

感情は人間が持っている特別な能力のひとつです。確かに犬や猫など一部の動物にも感情らしきものとそれに基づいた（と思われる）行動を見ることがあります。しかし、それはあくまでごく一部であり、本当に感情があるのかどうか確認することもできていないはずです。無論、虫や魚などにはほぼ感情らしきものは感じられません。

一方、**人間は何をするにつけても感情がつきまといます**。それは気持ちを高ぶらせるものであったりする半面、自分の足を自ら引っ張ってしまうような場合もあります。とにかくこの感情のコントロールがとりわけ難しいのです。

よほどストイックに生きていないかぎり、またそのような訓練を受けていないかぎり、**人間は当たり前のように感情に流されて行動します。このようなことがある意味、良くも**

悪くも社会を構成していると言っても過言ではないでしょう。

不安、恐怖、イライラ、怒り、希望、やる気、同情、憐憫《れんびん》などなど、数え切れないほどの心の動きが人間を取り巻いているのです。また、何かの拍子で一旦生まれた感情は、よほどのことがないかぎり、簡単には取り除くことができません。「もう忘れた」と力強く宣言したとしても、頭のどこか奥底には小さくそのマイナス感情はこびりついているのです。これがとてつもなく厄介なのです。

この不安や快・不快を生み出す部分が、大脳辺縁系の中心部あたりに存在する扁桃核という、わずか15ミリ程度のアーモンド型の脳です。**こういうパーツが存在することから、この大脳辺縁系を「感情脳」と呼んでいます**。

□3階の部分「大脳新皮質」

3つ目の**大脳新皮質は外側のシワシワな箇所です。五感から届く情報を分析したり、データとして記憶します。それらをもとに最善な行動を選択します**。サッカーでボールが来る前に良かれと思って動いたり、ボールを受けて、味方に正確なパスを蹴る、というのはこの大脳新皮質からの指令です。**私たちはこれを「知性脳」と呼んでいます**。

つまり、人間の脳は反射脳、感情脳、知性脳、の3層構造になっているというわけです。

右脳と左脳のそれぞれの働き

これはすでに、第2章の「30個の記憶力実験」(53ページ参照)のところでも説明しましたが、**脳は中央を境に、右脳と左脳に分かれそれぞれ異なった機能を持っている**ということです。よく性格診断で「論理的な左脳タイプ」「感覚的に行動する右脳タイプ」などと言われることがありますが、それは間違いではありません。

左脳は主に、意識や理論を扱うのが得意で、論理的思考や分析などを取り仕切っています。一方、右脳は感覚的に秀でていて、直感やいわゆる勘、画像や音楽などのイメージなどを司っています。

こうした特徴から、左脳は「理屈脳」、右脳は「直感脳」と呼んでいます。

理屈脳の左脳は分析力が高いことから前例を踏まえた思考をする「過去を考える脳」であり、右脳は想像力でイメージをふくらませることから「将来を考える脳」と言えるでしょう。このように**大脳新皮質＝知性脳は、理屈脳と直感脳で構成**されているのです。

特殊な性質を持った脳ですが、右脳はイメージを司るため、イメージで焼き付けて深く記憶することができます。これも30個の記憶実験で説明した通りです。

人間は「嬉しい」とか「成功した」というプラスの記憶よりも「失敗した」「ダメだった」「痛かった」というようなマイナスの記憶のほうを強烈に記憶しやすい性質を持っています。みなさんも、自分の過去を振り返ると、良い思い出よりも悪い思い出ばかり浮かんできませんか？　仕方ありません。それは人間の持つ特性なのです。

悪いイメージに対してプラス思考で対抗することは困難です。大概は悪いイメージに引きずられてマイナス思考に陥りやすくなります。つまり、**人間は放っておけば勝手に悪いことばかりを思い出し、どんどんマイナス思考になっていくものなのです**。

だからいくら理屈脳の左脳によって論理的に分析された思考が生み出されたとしても、強烈なマイナス思考に押しつぶされて、結局何をやっても「無理だ」「ダメだ」「失敗するんだ」という発想に行き着いてしまいます。これらの克服法を本書では説明しているのです。

〈 脳の仕組み② 〉

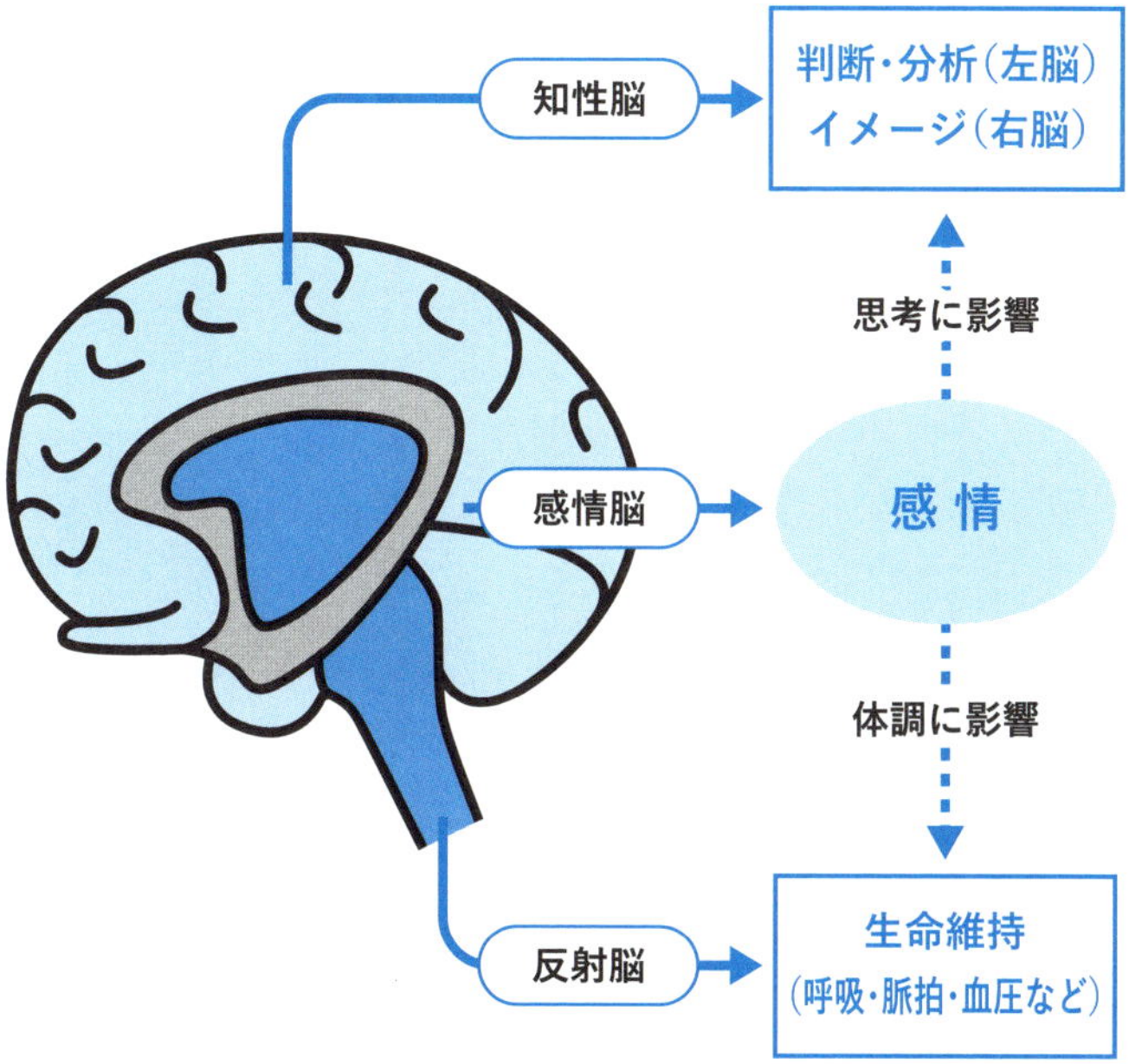

夢実現の鍵は、夢が（ 大きいか小さいか ）ではなく、

夢に対する感情が（ プラスかマイナスか ）である

SBT

2 脳をポジティブにする4つのホルモン

私たちの体は、必要に応じて分泌される特定の「**ホルモン**」によってコントロールされ、生きています。人間が分泌するホルモンの種類は、100種類以上とされており、体内の様々な器官でつくられたホルモンが、血流に乗るなどして体中に運ばれています。それぞれのホルモンは異なる役割を果たしています。

脳も、ホルモンを生成する器官のひとつです。脳下垂体から分泌されるホルモンには、成長ホルモン、甲状腺刺激ホルモン、副腎皮質刺激ホルモンなどがあり、機能に応じて様々なホルモンが生成されます。

ここでは、その中で特に脳をポジティブ思考に変えるホルモン4種類について説明しましょう。

▼①気合いホルモン「アドレナリン」

アドレナリンは、興奮した時に分泌されるホルモンで、瞬間的に身体機能や筋力を向上させる働きがあります。特に、危機的な状況やスポーツの試合前に分泌されることで、集中力や判断力が高められます。噂でよく聞く「火事場の馬鹿力」のような現象は、アドレナリンの分泌によって引き起こされるものです。

スポーツの分野では、試合前に円陣を組み、気合いを入れることでアドレナリンが分泌され、選手たちのパフォーマンスを向上させる効果があります。**アドレナリンを上手に活用することで、短時間で大きなエネルギーを生み出し、プレッシャーのかかる状況でも力を発揮することができるようになります。**

▼②やる気ホルモン「ドーパミン」

ドーパミンは、「報酬系ホルモン」とも呼ばれ、私たちが快感を得る行動を促進します。

おいしいものを食べたり、楽しい経験をしたりすることで分泌され、「あれをもう一度食べたい」「あそこにまた行きたい」というように、再び同じ行動をしたいという意欲を生み出します。

さらに、ドーパミンは目標を設定した時やその達成過程でも分泌されるので、**目標に向かうモチベーションを高める役割を果たします**。そのため、成功者は目標達成のプロセス自体を楽しむことができ、結果として継続的に成果を出しやすくなります。

このホルモンを上手に活用するためには、小さな目標を設定し、それを達成する喜びを感じることが重要です。タスクをリスト化し、ひとつずつ達成していけばドーパミンが分泌され、やる気が継続的に維持されやすくなります。

▼③幸せホルモン「セロトニン」

セロトニンは、アドレナリンなどの「興奮系ホルモン」を調整する役割を持ち、心を落ち着かせる働きがあります。このホルモンが分泌されることで、私たちはリラックスし、穏やかな気持ちですごすことができます。

セロトニンには、集中力を高めたり、精神的に安定させたりする働きがあります。ですから、もし**セロトニンが不足すると、「イライラする」「落ち着かない」「不安になる」といったネガティブな状態に陥る**ことがあります。

セロトニンは睡眠にも重要な役割を果たしています。セロトニンは朝に光を浴びることによって分泌されるホルモンであり、自律神経を整える働きがあります。**不足すると、うつ状態や不安障害になりやすくなり、不眠や過眠など睡眠の問題を引き起こす**ことになります。

もうひとつ対となるホルモンが、**メラトニン**です。セロトニンは、夜になるとメラトニンにつくり変えられ、気持ちを落ち着かせて睡眠を促す作用があります。つまりセロトニンが少ないと、合成できるメラトニンの量も減ってしまい、入眠に悪影響が出てしまうのです。

このホルモンを増やすためには、次のような方法が有効です。

- 太陽の光を浴びる
- 規則正しい生活を送る

・運動をする
・深呼吸（腹式呼吸）や瞑想を取り入れる

セロトニンを意識的に増やすことで、ストレスに強い心を育てることができます。

▼④感謝ホルモン「エンドルフィン」

エンドルフィンは、脳内で生成される、強い鎮痛効果を持つホルモンです。さらに、**覚醒作用や集中力向上の効果もあり、エンドルフィンが多いほどたくさんの幸福感を感じる**ことができます。

マラソン中に極限状態に達すると「ランナーズハイ」と呼ばれる現象が起こり、苦しみを感じなくなることがあります。これは、脳からエンドルフィンが大量に分泌され、幸福感に満ちあふれるために苦痛を感じなくなり、走るのが楽しくなっている状態です。

また近年の研究では、エンドルフィンが「感謝」や「他人の喜び」、つまり他喜力と深く関係していることがわかってきました。**人に感謝したり、感謝されたりすることでエン**

〈 脳をポジティブにする4種類のホルモン 〉

種類	作用
〈気合いホルモン〉 アドレナリン	強気の状態をつくる
〈やる気ホルモン〉 ドーパミン	やる気満々の状態をつくる
〈幸せホルモン〉 セロトニン	冷静な状態をつくる
〈感謝ホルモン〉 エンドルフィン	幸福感がある状態をつくる

ドルフィンが分泌され、幸福感を強めることができます。また、大きなストレスがかかる状況でも、**「感謝」を意識することで脳がポジティブな錯覚を起こし、前向きな気持ちを保つ**ことができます。

エンドルフィンを増やすためには、次のような方法が効果的です。

- **感謝の気持ちを持つ**
- **他人を喜ばせる行動をする**
- **笑顔を心がける**
- **運動を取り入れる**

このように、脳から分泌される4種類のホルモンは、それぞれ異なる役割を持ち、心と体の状態を左右します。

これらのホルモンを意識的に活用することで、より良い精神状態をつくり出し、日々の生活の質を向上させることができます。ホルモンの働きを理解し、上手に利用することができれば、自分自身の心をコントロールでき、より成功に近づけるのです。

SBT

3

心や感情を自由にコントロールする方法

私たちの心は自分のものでありながら、自分の思い通りにはなかなか動かせません。自由にコントロールできたら、どんなにいいだろうと思うこともあるでしょう。

ところが、その自由にならない心を上手にコントロールできる人たちがいます。それがトップアスリートです。

彼らは、試合中だけでなく、日々の生活の中でも感情をうまくコントロールするテクニックを身に付けています。と言うのも、それがなければ、超一流のトップアスリートになることはできないからです。

トップアスリートたちは、試合中のパフォーマンスや練習に取り組む姿勢に、感情がどれほど影響を及ぼすかを経験的に理解しています。さらに、その感情を意識的に、あるいは無意識のうちにコントロールする方法を身に付けています。

例えば「練習がつらい」「練習をサボりたい」「監督や先輩が嫌い」などという感情は、多くの選手が抱えるものです。しかし、その感情に支配されると、脳は否定的になってしまい、その後の練習に身が入りません。やる気や意義を失ってしまいます。

となると、その否定的な感情をコントロールし、肯定的なものに切り替えることが必要になってきます。

日本が生んだスーパースターのひとり、あのイチロー選手が、「僕は子供の頃から目標を持って努力するのが好き」と語っていました。別のインタビューでは「練習はつらい、やめたい」という主旨の発言もあることを考えると、心の中では「つらい練習が嫌い」と思っているイチロー選手の気持ちを切り替え、前向きに練習にのぞむ姿勢をつくり出す感情コントロールをしていると言えます。

イチロー選手にかぎらず、このような感情の切り替えを簡単にできるのが、トップアスリートの特徴です。

重要なのは、トップアスリートだから感情をコントロールできるのではなく、感情をコ

ントロールできたからこそトップアスリートになれたということです。

一見すると「さすが大選手だ」「イチロー選手はやっぱり特別だ」で話が終わってしまいそうですが、**実は心を切り替える仕組みがあるということが明らかになってきました。**

つまり、心をコントロールする「スイッチ」が存在しているのです。

▼小さな「扁桃核」が人間の感情を支配する

そのスイッチを扱う方法さえ学べば、誰でもトップアスリートのように心を自由にコントロールすることができると考えられます。

そして、そのスイッチがどこにあるかということが、現在ではすでにわかっています。

それは**脳の「扁桃核」と呼ばれる1・5センチほどの小さな神経組織です。この「扁桃核」が、感情や脳の状態を決定する重要な役割を担っているのです。**

心の切り替えや感情のコントロールは、とても難しいことですが、だからと言って特別な人だけができるということではありません。**脳の仕組みを理解し、そのスイッチをうまく活用すれば、「凡人」だと思っていた私たちも、日々の生活や仕事で感情を切り替え、コントロールすることによって、より良いパフォーマンスを発揮できるようになるのです。**

扁桃核について、ある動物実験があります。

猿は一般的に蛇を非常に恐れます。もし猿の檻に蛇を入れると、猿はパニックに陥り、逃げます。しかし、手術で猿の扁桃核を取り除くと、この状況が一変します。猿は恐怖を感じなくなり、蛇を捕まえたり、平気で触ったりするようになるのです。

つまり、猿にとって本能的と言える「蛇が嫌いで恐ろしい」という感情が、扁桃核の除去によって完全に消えてしまうのです。

この実験では、猿の恐怖心を取り除くことができるとわかりましたが、同様に、扁桃核には、意識や感情をコントロールする仕組みがあり、猿に近い人間にもそれは可能だということが推測できます。

〈扁桃核で快不快を感じる〉

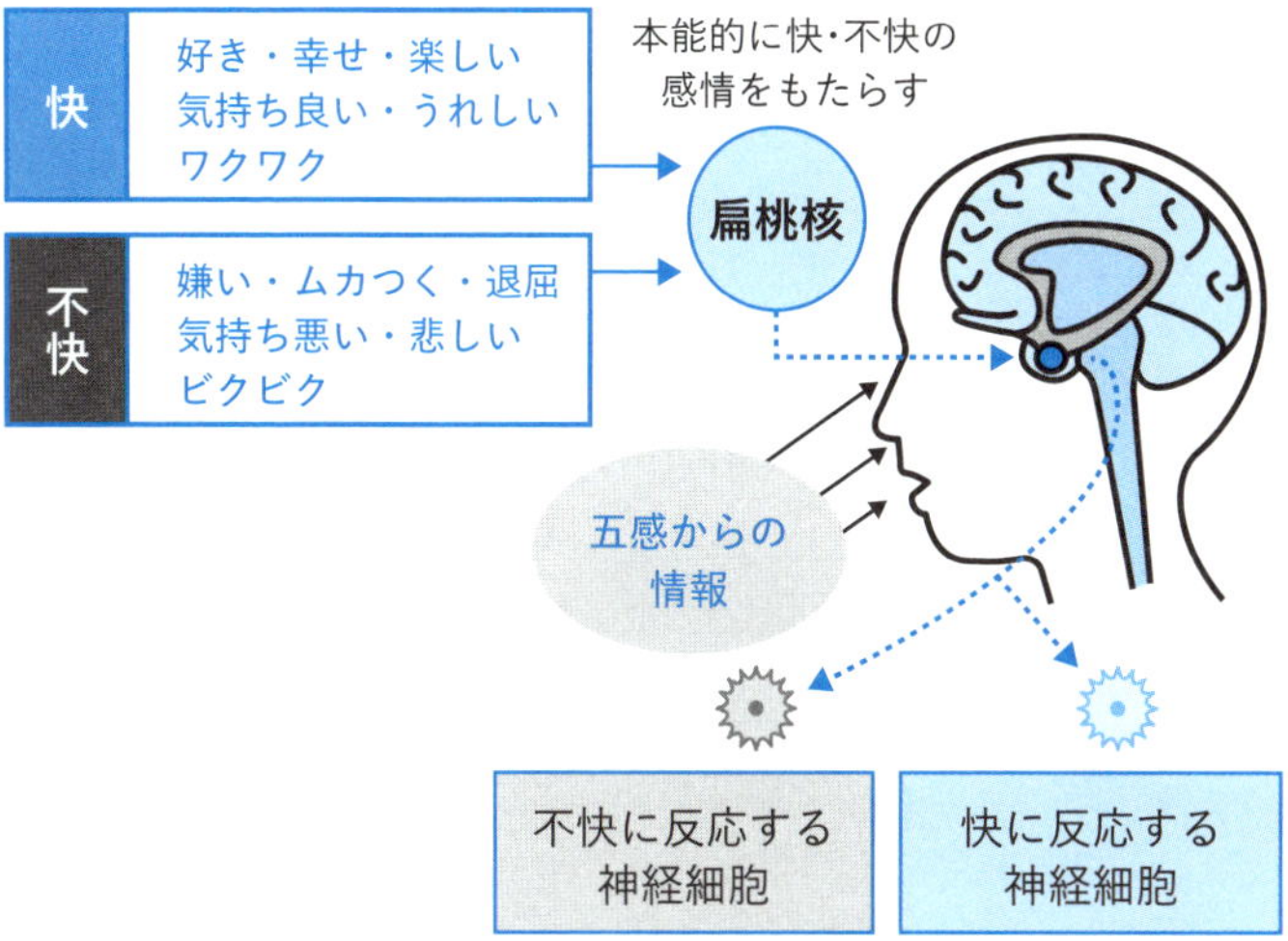

脳科学の世界では、扁桃核は「好き嫌いの脳」「快・不快の脳」とされています。この小さな神経組織にすぎない扁桃核が、ある物事について瞬時に「好き」「嫌い」「快適」「不快」と判断する役割を担っています。私たちの感情は、全てこの扁桃核の判断をもとにつくられていることが明らかになっています。

私たちがスポーツの練習を嫌がったり、つらいと思ったり、試合前には不安を感じたりするのも、実はこの扁桃核の働きによるものなのです。

もし、練習が嫌だと感じたり、「こんな目標はとても達成できない」と思ったりするのであれば、それは扁桃核が練習や目標を「不快」だと判断しているわけです。扁桃核が不快のスイッチを入れたことによって、脳全体が否定的な状態に切り替わります。その結果、その人はポジティブなイメージを思い描けなくなり、プラス思考が難しくなってしまいます。

では、この扁桃核の反応を自由に切り替えられないでしょうか。

もし「不快」のスイッチを「快」に切り替えることができれば、練習や監督に対する気持ちは「好き」に変わり、目標に対しても「絶対に達成してやる」というワクワク感が湧いてきます。もちろんスポーツにかぎらず、仕事や日常生活の全ての面で計り知れないほどのメリットが想像できます。

イチロー選手のように、つらい練習や嫌いな練習でさえ「好きだ」と思えるようになれば、喜んで人よりも何倍もの努力を続けられるはずです。

さらに、試合前に強敵を前にして不安に押しつぶされそうな心を、簡単に切り替えられたら、と想像してみてください。きっと自信を持って試合に臨め、実力を最大限に発揮することもできるはずです。

実は、この切り替えは決して難しいことではありません。扁桃核のスイッチを「快」に変えるような肯定的なデータや刺激を脳に入力すればいいのです。入力される情報が変われば、脳の出力、つまり感情やイメージ、思考、行動が自然と変わっていきます。

例えば、苦しい練習でも「この努力は目標を達成するためのステップだ」と考えて、疑いもなく完全に信じ込むことができれば、脳は練習を「快」として認識します。また、強敵を前にした時、「これは自分の成長のチャンスだ」と同様に思えば、不安ではなく自信を感じるようになることもできるのです。

今すぐ簡単にできることではありませんが、こうしたメンタルトレーニングを続け、積み重ねることによって、いつしかこのような肯定的な考え方やイメージを繰り返し脳に送り込むことができ、扁桃核の反応を変えて感情をコントロールできるようになります。

扁桃核を正しくコントロールすることで、どんな状況においてもポジティブな感情や行動を引き出すことが可能なのです。練習や試合における心の切り替えは、特別な才能ではなく、誰にでも実践できるテクニックです。

▼扁桃核をビジネスに活かす

扁桃核のコントロールを習得すれば、スポーツだけではなくビジネスにも幅広く応用できます。

例えば、あなたがエリアのセールスナンバーワンや、業界で一目置かれるような存在になりたくて、日々一生懸命何かを売っているとします。ところが顧客がなかなか見つからない。山ほど在庫があるつらい状況を見て、途方にくれました。そこで扁桃核はそのマイナス情報を「不快」と判断し、不快に反応する神経細胞にその情報を伝達します。するると、思考は「ナンバーワンになるなんてやっぱり無理だ」と反応し、成功の可能性が遠ざかってしまいます。

しかし、このような不快な情報を受け取っても、「快」と判断できればどうでしょうか。「こんなに在庫があるぞ」と思った後に、「よし、もっと頑張ろう」とか「こんな売り方をすればいいのではないか」と販売のアイデアに結び付けるなど、前向きにとらえる方向性は多々あります。

そのような前向きなことを確信できるようになれば、それは「顧客拡大」「売上倍増」につながる可能性が高くなります。**それをいつも思い描き、「成信力」を発揮すれば、プラス思考ができるようになるはずです。**

実は、トレーニングによってそれが可能になります。扁桃核が常に「快」と判断することができるようになるのです。そうなれば、**扁桃核を味方につけたようなもの。困難も常に「快」となります。この「快への切り替え」が、前述の「苦楽力」につながっていくのです。**

SBT

4 マイナスの言葉や動作が脳に与える影響

マイナスの言葉を発したり、マイナスの動作・表情をとった際、人間の脳にはどのようなことが起きているのでしょうか。

もしあなたが「もうダメだ」というマイナスの言葉を発したとします。

脳は「もうダメだ」と言った過去の記憶データを検索し、マイナスのイメージと感情を瞬時に引き出します。このイメージを受け取った扁桃核は「深い不快感」と判断し、その情報を反射脳（脳幹）に伝達します。**反射脳は「もう無理だ」と感じるように体中に伝えるため**、一気に体が疲れて頭が回らなくなり、時と場合によっては寒気がし、足が動かなくなります。

特にスポーツの場合、試合中に「もうダメだ」と言った瞬間、足が動かなくなるといった経験があるかもしれません。これは、脳がマイナスの情報を受け取って瞬時に体に反応することを示しています。

成功の鍵を握っているのは、脳の扁桃核がどのように「快・不快」を判断するかにかかっているのです。このように、人はマイナスの言動によって体中が「無理」という状態に陥って、反応ができなくなるのです。

▼「不快」を「快」に変えるトレーニング

「不快」を「快」に切り替えるということは、「苦楽力」の実践です。そのトレーニングをするためには、日常生活の中で意識的に取り組むことが重要です。

例えば、困難な状況に直面した際に、それを楽しむように心がけることや、ポジティブな側面を見つけることを習慣づけることが効果的です。

「不快」を「快」に切り替えて、苦楽力を身に付けるには次のような方法が、効果大です。

①ポジティブな思考の訓練

日常の中で常にポジティブな側面を見つける習慣をつけましょう。もし何かで失敗した時でも、「これは学びの機会だ」ととらえるようにします。**何でも構わないので常にポジティブな側面を見つけることができれば、脳はその情報を「快」と判断しやすくなります。**

②リフレーミング

ネガティブな出来事をポジティブに再解釈するテクニックです。

例えば、「新規顧客が見つからない」という状況を「新たなアプローチを試すチャンスだ」ととらえ直してみます。すると、途端に前向きな気持ちになってくるはずです。最初はなかなか難しいかもしれませんが、**繰り返し行ってリフレーミングを習慣化することで、脳は自然と「快」の情報を優先的に判断するようになります。**

③感謝の気持ちを持つ

日常生活の中で、小さな成功や周囲のサポートに感謝の気持ちを持つことが大切です。

感謝し、人に助けられていることを実感すると、「もっと頑張らなければ」と、**他喜力**につながりはじめ、脳はポジティブなエネルギーを保ちやすくなります。**感謝の気持ちは、扁桃核が「快」と判断する基準を高める効果があります。**

④フィードバックの受け入れ

他人から何かを言われると、舌打ちしたり、屁理屈をこねたりして、相手に反感を持つ人が意外と多くいます。誰でも大なり小なりそんな気持ちになったことはあるでしょう。しかし、それでは成功には決してつながることはありません。**周囲からのフィードバックを素直に受け入れ、それを改善の糧として活用するのです。フィードバックをポジティブにとらえることで、脳は成長を続けます。**

⑤定期的な自己評価

自分の進捗を定期的に評価し、改善点を見つけて修正します。これにより、常に前向きな姿勢で取り組むことができます。自己評価を行うことで、成功体験を増やし、ポジティブな感情を強化します。

意識的にこのようなトレーニングを重ねることによって、だんだん脳のスイッチの切り替えが上手になっていくはずです。扁桃核のスイッチを切り替え、「不快な情報」を「快と判断」することで、どんな困難な状況でもポジティブにとらえることができるのです。これで成功への道が開かれます。**苦楽力**を身に付け、真のプラス思考を実現しましょう。

▼「成信力」「苦楽力」「他喜力」でプラスのインプット

昨今ＡＩ（人工知能）が話題を席巻していますが、少なくとも私たちが使える範囲でのＡＩは、勝手に、自主的に物事を考えているわけではありません。こちらが問いかけることによって、それに見合った反応を返してくれます。

今後のテクノロジーの進化によって、自分ひとりで考えるＡＩが登場するかもしれませんが、現状ＡＩは私たちが問いかける（入力＝インプット）することによって、その反応を返す（出力＝アウトプット）という関係で成り立っています。

人間の脳にも同じような仕組みがあります。脳は、入力と出力によってプログラムされているのです。この場合の入力とは、見たり聞いたりした経験やイメージの全てです。一方、出力とは、自分の行動や口にする言葉などの全てを指します。

インプットされた情報は、脳の扁桃核に送られ、そこで「快」と「不快」が判断されます。**マイナスのことばかりインプットすると扁桃核からの不快の情報がアウトプットされますが、プラスの情報を与えていれば当然、快という結果がアウトプットされる**ことになります。

これまでに紹介してきた「**成信力**」「**苦楽力**」「**他喜力**」は、苦しくてもマイナスのことなど考えず、何事も常に前向きにとらえていくための力です。これらを鍛えていくと、いつもプラスのことを優先的に考えるようになります。

プラスのことを考えるということは、脳にプラスの情報をインプットしていることになるのです。その結果、プラスのアウトプットが行われ、生成されたプラス思考が発言や行動を前向きにしてくれます。

「成信力」「苦楽力」「他喜力」はプラスのインプットにつながるのです。

▼不快を快に変える脳のルール

「脳がどのように入力と出力を取り扱っているのか」、ということにはいくつかのルールがあります。これを「**脳ルール**」と呼んでいます。そのルールをまとめたので、順に見ていきましょう。

脳ルール❶ 過去の記憶データに基づいて判断する

脳は過去に入力された記憶データに基づいて、扁桃核が「快・不快」を判断し、否定的になったり肯定的になったりします。「この仕事はあまりうまくいかなかった」「こういうタイプのお客さんが苦手なんだよな」というマイナスの記憶データがあると、それをもとにして扁桃核が不快と判断し、マイナス思考になってしまうのです。こうした状況は避けなければなりません。

脳ルール❷ 言葉や動作の再入力

言葉や動作などの出力はそのまま脳に再入力され、扁桃核の判断をますます強化します。例えば、「こういうタイプのお客様は苦手なんだよな」といったマイナスの感情を持った時に、「苦手なんだよな」という言葉を発したり、腕組みをしてうなったりするような苦手感満載のポーズをとると、**その出力がもう一度脳に入力され、苦手意識がさらに強化**

〈脳を支配する「入力」と「出力」の関係〉

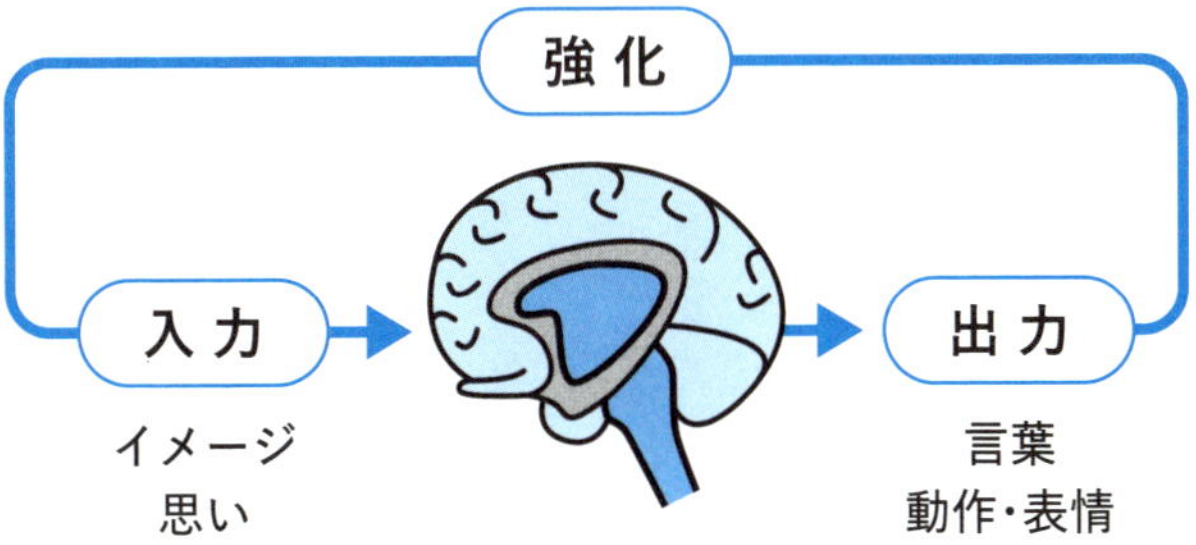

脳は（ 思い ）より（ 言葉 ）を信用する

脳は（ 言葉 ）より（ 動作・表情 ）を信用する

されます。うかつな言動は、リサイクルされてマイナスを生んでしまうということです。

脳ルール③ 脳は現実とイメージを区別できない

レモンを食べたことがある人は、レモンを食べるイメージをすると食べたのと同じように唾液が出ます。これは、脳が現実とイメージを区別できない証拠です。ＭＲＩ検査により、実際にレモンを食べた場合と、レモンを食べていると想像している場合では、同じ部分が活性化されていることが明らかになっています。つまり、脳は現実とイメージを区別できていないのです。

以上が、基本的な脳のルールです。

このような脳のルールを理解すれば、特に入力と出力がいかに重要かがわかると思います。人間の脳には、自分に都合良く判断するくせがありますが、その習慣を変えるようにしましょう。そのためには、**自分の脳にプラス情報を入力し、それにプラスで答えるという入出力のサイクルを繰り返して強化することが重要です。これを何度も繰り返すことで、ポジティブな思考をつくるのです。**

▼プラス思考をアウトプットさせるコツ

プラス思考になるには、プラスのことを考えればいいはずです。ところが、プラス思考に考えようとしているにもかかわらず成功できない人たちが多く存在します。彼らはどうして成功できないのでしょうか。

その理由は、**ただ考えているだけで言葉や動作といった出力を伴わなければ、サイクルが成り立たず、脳が「快」を感じる影響を与えられていないからです。せっかくプラス思**

考を入力しても、扁桃核がそれを軽く受け流してしまい、相手にしてくれないのです。

これらの脳ルールを踏まえて、どのように「不快」な情報を「快」の情報に変えれば良いのでしょうか。その前提として、次のような方法を覚えておくといいでしょう。前述した「不快」を「快」に変えるトレーニングと一部重複しますが参考にしてください。

□ポジティブな言葉と行動

日常生活でポジティブな言葉を使い、ポジティブな行動を心がけます。例えば、困難な状況に直面した際にも、「これは挑戦のチャンスだ」と前向きな言葉を使うようにします。

□イメージトレーニング

成功している自分を具体的にイメージします。例えば、成功したプロジェクトの詳細なシーンを思い描き、映像で見るようにその成功の瞬間を何度もイメージします。

□フィードバック

定期的に自分の行動や言葉を振り返り、改善点を見つけて修正します。フィードバックを受け入れ、それを自己改善につなげる姿勢が重要です。

□感情のコントロールとリフレクション

ネガティブな感情が湧いた時は、その感情を受け入れながらも、ポジティブな側面に焦点を当てるようにします。ネガティブな出来事をポジティブに再解釈、そして自分を深く省みます。感情のコントロールを意識することで、脳の快感受容体を活性化させます。

□ポジティブな環境づくり

ポジティブな環境をつくることも大切です。自分を取り巻く環境がポジティブであれば、自然とプラスの言葉や行動が増えていきます。

脳のルールを理解し、上手に活用することで、「不快」なことを「快」に変えることができます。**日常生活の中でこのようなトレーニングを意識的に取り組み、ポジティブな入出力のサイクルを繰り返すことで、快感受容体が活性化し、成功へとつながるはずです。**

SBT

5 瞬時に気持ちを切り替える「3秒ルール」

マイナスの言葉をつい口にしたり、動作・表情をしてしまったりした時は、ぜひ試してもらいたい方法があります。

例えば「いつになったら目標達成できるんだろう」とがっくりと肩を落として眉間にシワを寄せてしまったとします。本来ならそんな言動は避けるべきなのですが、無意識のうちに出てしまったりすることはあるものです。

そんな時には、瞬間的に切り替えることが重要です。例えば、「目標達成までの道のりは長いほうがおもしろくていいだろう」などと言い直します。すると、それまでの道のりや、ひいては人生までが、ドラマのように楽しそうに思えてくるでしょう。**大切なのは、その切り替えをできるだけ速やかに行う**ということです。

〈「3秒ルール」でマイナスをプラスへ〉

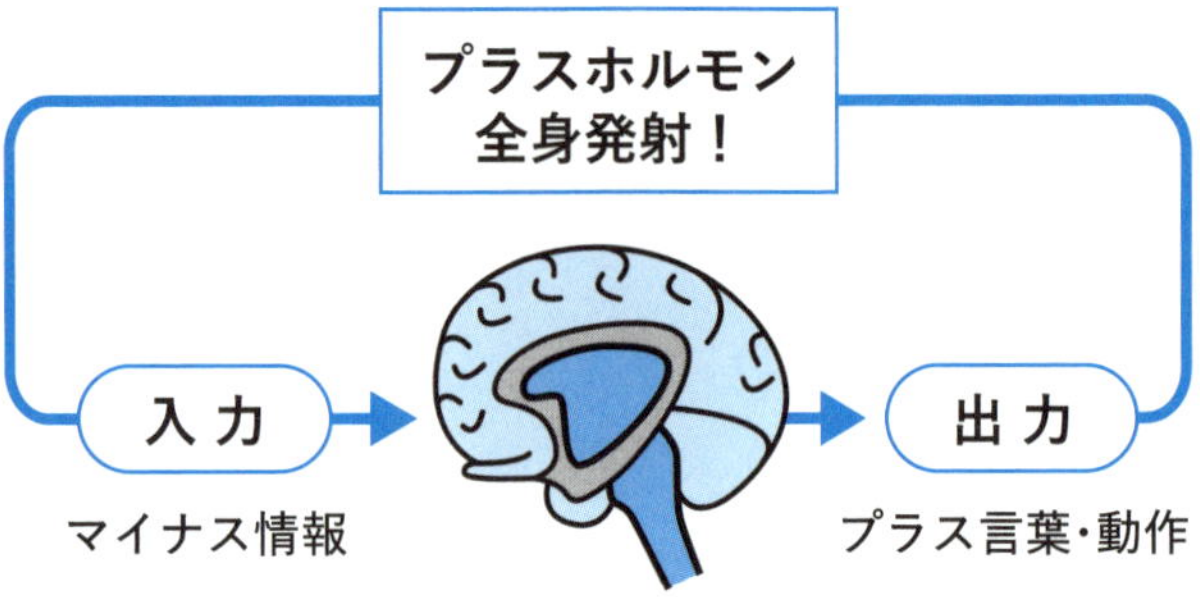

（ 3秒ルール ）でプラスの状況に変える！

このような瞬時の切り替えを行うために、私たちは「**3秒ルール**」を提唱しています。

食べ物を床や地面に落としてしまった時に、3秒以内に拾ったらセーフとする「3秒ルール」というのをご存知の方も多いでしょう。もちろん、その行為は迷信のようなもので、あまり意味はないのですが、切り替えの「3秒ルール」はメンタルトレーニングの世界では有効です。

マイナスの表情や動作、言葉を発した時に、できるだけ速くプラスの言葉や動作・表情に言い換えたり、切り替えます。「3秒」というのは3秒以内という意味ではなく、「速やかに」のたとえのようなものです。

具体的には、「もうダメだ」と言った瞬間

に、「いや、まだいける」と言い直してポジティブな動作をすれば、その瞬間、その言動はポジティブなものとして脳が受け止めてくれます。

次に「3秒ルール」のポイントを紹介します。

□マイナスの言葉の言い換え

これまでよく口にしていたマイナス言葉や口ぐせなどがありませんか。それらをピックアップし、全てプラスの言葉に言い換えてみます。

例えば、「残業」という言葉なら「成長時間」と名づけてみます。「残業はつらい」というマイナス言葉は「たくさんの成長時間があって嬉しい」と言い換えられそうです。こじつけでも無理やりでもかまいません。要するに、自分がそう思い込めばいいのです。

□マイナスの動作や表情をプラスのものに切り替える

同様に、これまで頻繁に行ってきたマイナスの動作や表情をピックアップし、プラスのものに変えてみます。

新しい仕事を言い渡された際に「はい」と言った後にため息をついていたとしたら、それを「はい」と言った後に人差し指を1本高く掲げる「ナンバーワンポーズ」をするように変えます。これは駒大苫小牧高校の野球部や北京オリンピックに出場した女子ソフトボール日本代表チームが行ってきた、物事をポジティブにとらえる魔法の動作です。

同じでなくてもいいし、仕草の大きさや派手さも、もっと小さくてもかまいません。自分がやりやすく、いつでも必ず行える自分のための魔法の動作を決めておきましょう。

□具体的な切り替え例

続いて具体的な切り替え例を紹介します。

【言葉の言い換え例】

- 「疲れた」⬇「よく頑張った」
- 「もう無理」⬇「もう少しで達成できる」
- 「失敗した」⬇「次の成功へのステップ」
- 「時間がない」⬇「優先順位をつけて行動しよう」

【動作・表情の切り替え例】

- ため息をつく ⬇「深呼吸して背筋を伸ばす」
- 首をうなだれる ⬇「頭を上げて前を向く」
- 眉間にシワを寄せる ⬇「笑顔をつくる」
- 肩を落とす ⬇「胸を張る」

※動作の場合は、マイナス動作から流れるようにポジティブ動作に移行します。すると、全体でポジティブ動作をしたように思えてきます。

このような言葉や動作、表情の切り替えを習慣化するためには、日常的に訓練を積むことが大切です。例えば、毎朝「今日も頑張ろう」と声に出して言う習慣を身に付けたり、仕事中にネガティブな感情が湧いた時には意識的にポジティブな言葉を使ったりするようにします。また、友人や家族と話す際にも、ポジティブな言葉を多く使うよう心がけましょう。

脳は常に新しい情報を入力として受け取ります。そのため、プラスの言葉や動作・表情

を使うことで、脳の扁桃核は「快」と判断し、ポジティブな感情が増幅されます。この「3秒ルール」をいつも実践していくと、次第にマイナスの感情から抜け出しやすくなり、どんな困難な状況でも前向きに対処できるようになります。

こうして日常生活の中でより多くのポジティブなエネルギーを得ることができ、自然とポジティブな思考と行動が身に付いて、成功への道が開かれるのです。

▼ナンバーワンポーズに信念の言葉を加える

気持ちをポジティブに切り替える「**ナンバーワンポーズ**」についても、改めて具体的にアドバイスしておきましょう。

2008年の北京オリンピックで、日本の女子ソフトボールチームが金メダルを獲得した瞬間に行ったナンバーワンポーズは、私たちが、**脳のプラス感情を引き出すのに最適なポーズとして長年使い続けてきた**ものです。チームを指導する際、計画的にこのポーズを取り入れました。

このポーズと、苦しみを乗り越えて楽しむ気持ち（苦楽力）を結び付けて、困難を乗り

越える仕組みをつくり上げたのです。

ナンバーワンポーズはひとつの動作ですが、ここに**「信念の言葉」を組み合わせることで、さらに苦楽力を鍛えることができます。**信念の言葉とは夢や目標を達成するうえでのスローガンのようなもので、口に出すだけで「よし、やってやるぞ」という気持ちになれる、スイッチを切り替える言葉です。

信念の言葉をつくるためには、まず自分の夢や目標を思い浮かべ、それにふさわしい言葉を選びます。

例えば、「進化」「飛翔」「連携」「つなぐ」など、進む、羽ばたく、力が集まるイメージの言葉がいいでしょう。また、自分で造語をつくるのも効果的です。その言葉が唯一無二の自分だけの信念の言葉となるからです。

次に、信念の言葉にあった、自分にぴったりのナンバーワンポーズを探します。

小さなガッツポーズでもいいですし、左胸を強く叩くような動作も悪くありません。

もっと気分が上がるポーズを普段から使っているという人は、そのポーズをナンバーワンポーズとして決めてもかまいません。自分の気持ちにしっくりきて、しかもやりやすいポーズをひとつ見つけてください。

信念の言葉とナンバーワンポーズを決めたら、次は行動に移します。行動への落とし込みは2段階に分かれます。

まず、**プラスの出来事があった時にナンバーワンポーズをする習慣をつけます**。仕事の業績が伸びた、食事がおいしかった、タイミング良くバスや電車が来たなど、出来事の大小は関係ありません。少しでも感情がプラスになったと思ったら、ナンバーワンポーズをしましょう。

しっかりとしたポーズをするのが難しい場合は、指をほんの少し立てるだけでもかまいません。大切なのは、少しでも感情がプラスになったら即ナンバーワンポーズをすることです。

なぜなら、**プラス感情になる時にナンバーワンポーズをする行動を続けることで、脳は「プラス感情＝ナンバーワンポーズ」と互いを結び付けて認識するようになるからです。これによって逆に、ナンバーワンポーズをすることでプラス感情が生まれるという回路も**

できあがります。

できるだけ毎日、プラスの出来事に対してナンバーワンポーズをする習慣を続けることによって、脳は「そのポーズをしたらプラス感情になったんだ」と認識するようになります。

その次の段階は、ポーズと信念の言葉を結び付ける作業です。**信念の言葉を口にしながらナンバーワンポーズをする**ようにしていきます。

例えば、「挑戦」という信念の言葉を設定し、それを口にしながらナンバーワンポーズをするのです。すると、**ポーズが苦楽力を発揮するだけでなく、成功に導いてくれる大切な言葉となり、成信力へとつながっていきます**。

ビジネスでナンバーワンを目指すのならば、日々の生活の中にある様々な場面で、ポーズをするチャンスがあります。自宅を出て会社に向かう時、会社で自分の席に着いた時、取引先と会う直前、プレゼンの直前など、様々な場面があるはずです。

こういった時に、「挑戦」と言いながらナンバーワンポーズをするのです。

これを日々のあらゆる場面で行うことで、どんなに苦しい状況が訪れても、それを苦しいと感じなくさせる前向きな「口ぐせ」ができあがります。

脳はプラスの情報を優先的に取り入れるようになり、どんな困難な状況でも楽しく感じられるようになります。ナンバーワンポーズと信念の言葉を組み合わせれば、日常生活を大きく変革させることができるのです。

SBT

6 寝る前10分で脳を活用する

ではもうひとつ、脳が秘めている特性を紹介しましょう。

実は、私たちの**脳は、眠りに入った瞬間からその日1日を再生するという特徴を持っています**。つまり、寝る前の感情がそのまま脳に記憶され、睡眠中に何度も再生されるのです。

例えばその日は嫌なことばかりで、不快な気持ちを寝る直前まで引きずってしまうと、**脳はそのマイナスの経験を睡眠中に何度も繰り返し、無意識のうちにマイナスのイメージトレーニングを行ってしまいます**。この習慣が続くと、ネガティブな思考が強化され、日々の生活にも悪影響を及ぼしかねません。

さらに、どれだけ素晴らしい1日をすごしても、原因は何であれ、寝る前にネガティブな気持ちになってしまうと、脳はそのネガティブ感情を優先的に記憶します。その結果、ポジティブな出来事が多かったとしても、マイナスの感情が睡眠中に強化されてしまうのです。

一方、もしマイナスな出来事が多かったとしても、寝る直前にポジティブな気持ちに切り替えることができれば、脳はその感情を記憶し、睡眠中にポジティブなイメージを強化します。つまり、**その日の出来事の幸福度に関係なく、眠りに落ちる直前に生まれた感情が、記憶として焼き付けられてしまうわけです**。

この特性を上手に利用することで、夢を叶えるための土台を構築することができるのです。

▼成功をつかむ脳の「ゴールデンタイム」

脳がその日の最後に記憶する感情は、寝る直前の10分間に生まれたものが深く刻まれます。言い換えれば、**寝る直前10分間にどのような思考や感情を持つかによって脳の状態が決まります**。ここでポジティブな脳をつくることができれば、最終的には未来の自分が大きく変わるのです。

この寝る前の10分間を「ゴールデンタイム」と呼びます。ゴールデンタイムにネガティブなことを考えてしまうと、脳はそれを繰り返し記憶し、翌日以降の思考や行動にも影響を及ぼします。逆に、ポジティブなことを意識すれば、それが記憶され、成功へとつながる思考習慣を身に付けることができるのです。

「ゴールデンタイム」を有効に活用するためには、次のような方法が有効です。

□感謝の気持ちを持つ

その日あった良い出来事を思い返し、感謝の気持ちを抱く。

□ポジティブな自己暗示を行う

どんなに小さなことでもいいので、ポジティブな側面を見つける。

□前向きな言葉を自分にかける

「今日もよく頑張った」「明日はもっと良い日になる」「自分はできる」「夢は必ず叶う」といった自己肯定的な言葉を意識的に繰り返す。

□未来の成功をイメージする

叶えたい夢や目標を具体的に想像し、成功している自分の姿を思い描く。その成功を実

〈成功をつかむ「脳のゴールデンタイム」〉

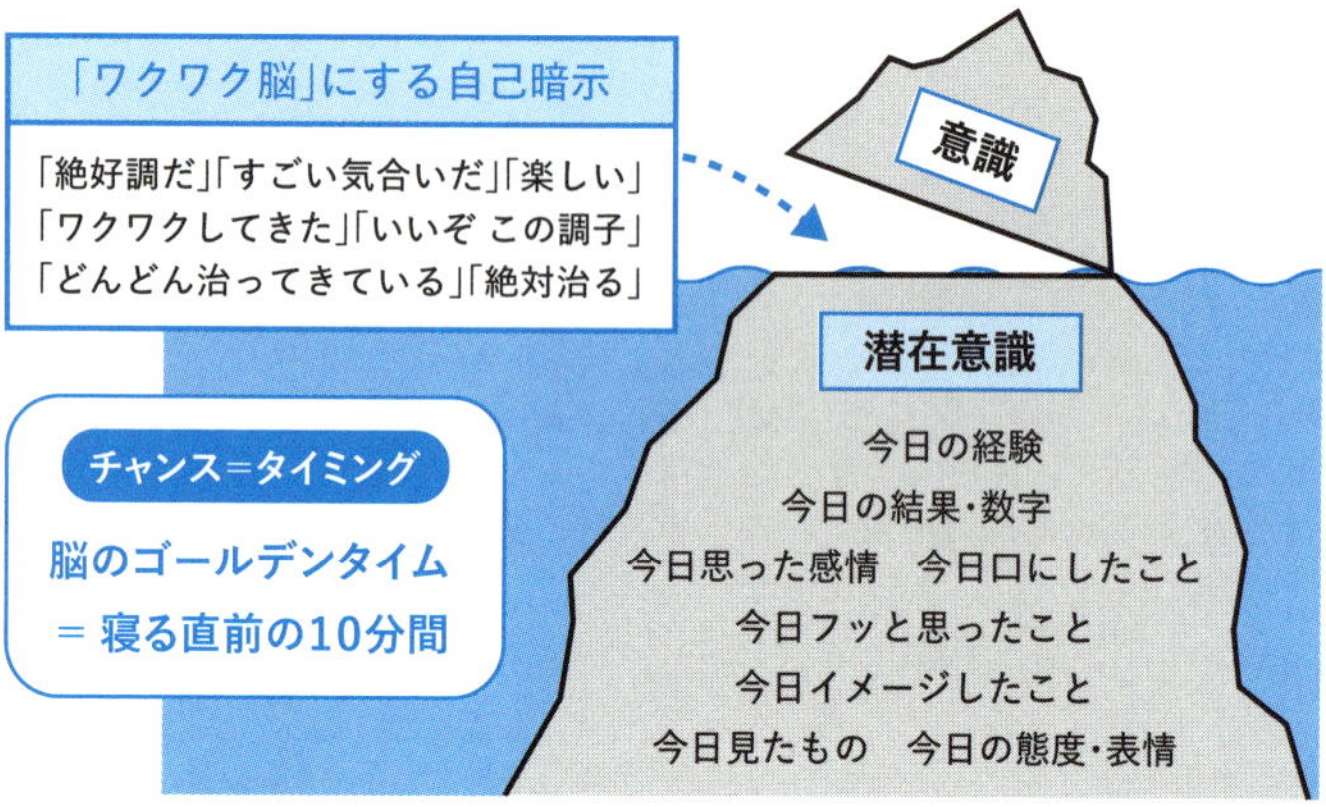

際に体験しているかのようにリアルにイメージすることで、脳はその記憶を強化する。

□リラックスした状態をつくる

深呼吸をしたり、アロマを活用したり、落ち着いた音楽を聴くなどして、リラックスした状態で眠りにつく。ストレスを軽減し、穏やかな気持ちで1日を終えることが重要。

寝る前の10分間をどのようにすごすかは、私たちの未来を大きく左右します。どれだけマイナスな1日でも、最後にポジティブな感情に切り替えることで、脳はポジティブな記憶を優先して記録します。寝る前の「ゴールデンタイム」に感謝の気持ちを持ち、ポジティブな自己暗示を行うことで、成功につながる思考習慣を身に付けられるのです。

Super Brain Training

第 8 章

夢や目標を叶えるためのトレーニング

本章では第7章までに具体的に紹介できなかった
「自分でできるトレーニング」を中心に
解説していきます

TRAINING

1

夢や目標を視覚化して叶える「夢・目標設定ワーク」

夢や目標を紙に書き出すと実現しやすくなると言われています。なぜなら、**書くことで夢自体に意識が向き、脳が働いて具体的な行動を起こしやすくなるからです。**

また、書くことによって視覚からのインプットが行われます。何度も見返すと、それだけインプットの回数が増えることになり、脳に目標を叶える使命感が生まれます。

この効果を高めるために、私たちは「**夢・目標設定ワーク**」を活用し、夢や目標をより明確に視覚化することを推奨しています。

このワークの最大の特徴は、言葉だけでなく、絵や写真を取り入れることです。画像は文章のように読み込む手間がなく、目に入るとすぐに理解できます。その効果によって、単なる文章よりもリアルなイメージをつくり上げることができます。実際に目に見える形で夢を表現すると、脳がそれをより強く認識し、達成への意識が高まります。

それでは、**汎用的な実践方法として「夢・目標設定ワーク」を紹介します**。

①叶えたい夢や目標を思い浮かべる

まずは、自分が心から叶えたいと思う夢や目標をひとつ思い浮かべます。

「これが実現したら最高だ！」とワクワクするようなものが理想です。最低でも、3年以上先を目安に、少し先の未来に焦点を当てて考えてみましょう。

ここで重要なのは、「○○しなければならない」という義務感ではなく、「○○したい！」という純粋な願望から目標を設定することです。単なる義務としての目標ではなく、心からワクワクできるものを思い描くことが大切です。

②叶えたい夢や目標についてイメージする

続けて、次のような点をイメージしてみましょう。

- あなたはどこで何をしていますか？
- あなたは誰と一緒にいますか？
- あなたは今どんな気持ちになっていますか？

③ ②の内容についてビジュアル化する

そして、それぞれについてイメージが固まったら、具体的なビジュアルを作成しましょう。

絵を描くのが得意な人は、大きなスペースに自由に描いてみましょう。絵が苦手な場合や、よりリアルなイメージをつくりたい場合は、自分の夢に近い写真を探して貼り付けてもかまいません。

大事なのは、単なるイラストや写真ではなく、あなたの夢にぴったり合うビジュアルを選ぶことです。できるだけ忠実に、具体的にイメージをつくり上げましょう。

④夢や目標のイメージを具体的に文章化する

ビジュアルをつくったら、次に文章で具体的な状況を記録していきます。次の質問に答えながら、より鮮明なイメージをつくりましょう。

- 夢が叶った時、どんな場所にいますか？
- その場の雰囲気や環境はどういう状況ですか？
- 周囲には誰がいますか？
- あなたはどんな言葉をかけられていますか？

● 体はどんな感覚になっていますか？

● どんな匂いがして、どんな音が聴こえますか？

● 今どんな感情が湧き上がっていますか？

文章を書く際、完璧な文にする必要はありません。キーワードだけでも大丈夫です。大切なのは、いつでもそのイメージを思い出せるようにすることです。

⑤イメージを具体化した文章を常に目にする

完成した文章は、壁やデスク周りに貼る、手帳に入れておくなどして、できるだけ頻繁に目にするようにしましょう。そして朝起きた直後や仕事や勉強の休憩時間、寝る前のリラックスタイムなどのタイミングで確認するのが効果的です。

毎日最低1回は見ることを習慣化し、少しずつ回数を増やしていくのが理想です。1日3回、4回と見る回数を増やすことで、より脳に強く刷り込まれ、夢の実現に向けた行動を自然ととるようになります。

▼夢や目標を叶えるために毎日イメージする

夢や目標を叶えるために大切なのは、毎日イメージを強く持つことです。目標を紙に書いたりビジュアル化したりするだけでなく、毎日その夢を思い描き、感情を味わうことが大切です。ポジティブな言葉を使うことも大切です。

夢を語る際に「できないかもしれない」では気持ちも萎えてしまいます。そのようなマイナスイメージの強い言葉は排除し、「絶対に叶える！」という前向きな言葉を使いましょう。

ポジティブになるためには、「継続すること」が大切です。言葉を変えること、動作・表情を意識すること、「3秒ルール」を実践すること（207ページ参照）を日常の習慣にしていきましょう。
具体的には、次のようなことを意識するといいでしょう。

- 朝起きたら、ポジティブな言葉を口にする
- 鏡を見て笑顔をつくる
- 今日1日を前向きにすごすと決める
- ネガティブをプラスに転換するリストをつくる
- 普段よく使うネガティブな言葉を洗い出し、ポジティブな表現に言い換える
- スマホのメモ帳などに保存し、いつでも見返せるようにする
- その日ポジティブな言葉をどれだけ使えたかを振り返る
- ネガティブな瞬間があったら、次にどうやってポジティブに切り換えるかを考える

こうした小さな工夫を積み重ねることで、ネガティブな感情にとらわれることが少なくなり、前向きな人生を歩むことができます。

夢や目標が定まったら、次はその達成に向かって、少しでも行動を起こすことが重要です。例えば、夢に関連する本を読んだり、目標に向けてスキルを磨くことなどが挙げられます。ほんの些細なことでもかまいません。小さなアクションを積み重ねて、少しずつでも確実に前進することが大切です。

また、**夢を実現するためには、誰かに話すことも効果的です。**声に出して他者に話すことで、自分の意識が高まり、実現に向けた行動を促します。耳から自分の声で脳にインプットするという効果も期待できます。

夢や目標を叶えるためには、それを明確にイメージし、ビジュアル化し、毎日確認することが大切です。このワークを使ってあなたの「夢・目標設定シート」を作成しましょう。特に、ワクワクする感情を持ち続けることで、成功への道が自然と開かれます。夢は、ただ待っているだけでは叶いません。自分の意志で明確にし、行動に移すことで、現実へと近づいていくのです。

▼最高の言葉「ツイている」

ポジティブになるための最高の言葉を紹介しておきましょう。それは「ツイている」という言葉です。

ピンチの時も「ツイている」、調子の悪い時も「ツイている」と考えます。「ピンチはチャンス」とは言っても、本当にそう思える人はほとんどいないはずですが、嘘でも言い切って、自分の脳に肯定的な入力を促すことが重要なのです。

常に「ツイている」と口にすることで、だんだん自分の力を超えて何か応援されている気になってきます。大きな力に守られている気がしてきて、不思議と自信が出てくるのです。一種の自己暗示です。

世の中には、どん底に落ちながら最後に成功する人がいます。彼らはどんなひどい環境にいても「私はツイている」と思っています。だから不満がなく、**脳を肯定的にできる。**最後はどん底から這い上がってきて成功してしまうのです。

TRAINING 2

マイナスの思考を切り替える「イエスバット法」

「**イエスバット法**」という方法があります。これは、私たちの脳に生まれたマイナスイメージやマイナス思考を肯定的に切り替える方法のひとつです。

例えば、ピンチに立たされた時に「困った」「うまくいくだろうか」という不安に襲われたとします。一旦不安にとらわれると、「大丈夫だ」「絶対うまくいく」と思いたくても思えません。

ですから、**まず「そうだ、本当に困った」とマイナスの思いを一旦承認します。承認してから矛先を変える**のです。

「困った、うまくいくだろうか」

⇦「そう、うまくいかないかもしれない。けれど、これまで練習を重ねてきたんじゃないか」

⇦「私だけじゃない、相手だって不安なはずだ。けれど、ここが私の正念場だ。成功を信じてやるだけだ」

最初からダメだと言われるより、「うまくなったな、もう少しで完璧だ」と注意されるほうがはるかに受け入れやすいはずです。

マイナス思考は、頭ごなしに「ダメだ」と否定するより、一旦承認して、承認してから次にプラス思考に言い換えるほうがずっとうまくいくのです。

これを、承認（イエス）から言い換える（バット）ということで、イエスバット法と呼びます。つまり、

「やはりダメだったか（イエス）⬇（バット）でも次はうまくいくヒントを得たぞ」

という、「〜（イエス）、（バット）〜」という一種の公式です。

とても簡単な方法ですが、慣れないうちはうまく言葉が出てこないかもしれません。しかし、続けてみてください。色々な場面で大きな効果を発揮します。

「ツイている」という言葉やイエスバット法は、脳の仕組みを利用して、私たちの思考を肯定的に変えるためのテクニックなのです。

TRAINING 3

最高のサポーターを思い浮かべる「サポーターイマージュリー」

第4章の他喜力でも解説しましたが、人間は不思議なもので、自分のためだけだと、なかなか発揮できない力も、誰かのためとなると平気で力を発揮できてしまいます。

成功者と呼ばれる人たちは例外なく、心の支えを持っています。成功者たちのエピソードには、必ずと言っていいほど「**サポーター**」の存在があります。母親が心の支えであったり、夫や妻、恩師が支えであったり、その形は様々です。

あのヘレン・ケラーにとってのサリバン先生は、彼女の人生を大きく変えたサポーターでした。サリバン先生がいなければ、ヘレン・ケラーは社会に出ることもなかったかもしれません。

あなたの心を支えてくれる人は、亡くなった祖父母、両親、家族、恋人、仲間など、誰でもかまいません。苦しい時にはその人のことをイメージする。この頭の中で心を支えてくれる誰かを想像して励ましてもらうことを、**「サポーターイマージュリー」**と呼びます。

スポーツ選手は、試合前やここ一番の場面で、大切な人の姿を思い浮かべるといいます。外国人選手は、よく天に向かって十字を切っていますが、これは神をサポーターにしているからです。サポーターは実際に存在する人ではなく、神様や仏様でもかまわないです。**「サポーターイマージュリー」とは、自分だけの神様を持つことなのです**。信じることによって、プラス思考、プラスイメージを持ち、自分を信じられるようになるのです。

▼「サポーターイマージュリー」の具体的な方法

では、サポーターと良い関係を築くためのワークをやっていきましょう。

□サポーターを1人選ぶ

あなたが強烈に喜んでもらいたい人、応援したい人を1人選んでください。222ページで紹介した「夢・目標設定ワーク」でイメージした光景に出てくる人でもいいでしょう。

□サポーターを決める

サポーターが決まったら、自分の名前、その人の名前を紙に書きます。

□ビジュアルをつくる

サポーターの写真を持っているのであれば、ぜひその写真を使いましょう。色々な写真を組み合わせてコラージュにするのもいいですし、手書きのイラストやイメージ画像でもかまいません。

□質問項目に答える

- なぜその人を喜ばせたいのですか？
- その人を喜ばせたい理由は何ですか？

どのようにその人を喜ばせていきますか？

あなたはどんなことをして、どんな形で報告すればその人は喜んでくれるでしょうか。その人との思い出を振り返り想像しながら紙に書きます。

□毎日見返す

完成した文章を持ち歩いたり、目につくところに貼ったりして毎日見ましょう。朝起きた時、仕事の休憩時間など、自分が習慣化しやすい時間を見つけて、「夢・目標設定ワーク」でつくった文章と一緒に毎日見ましょう。

□感情の高まりを毎日味わう

1日の時間の中で、ほんの数十秒でも結構です。「あの人がこんなにも喜んでくれているんだ」と想像しながらその人の表情を思い浮かべてください。

「夢・目標設定ワーク」の時と同様に、見る回数を1日3回、4回と増やしていきます。目にする回数が多ければ多いほど、脳にイメージは形づくられます。

▼脳科学的視点からの「サポーターイマージュリー」

脳科学的に見ると、「サポーターイマージュリー」は、目標達成を促進するうえで非常に有効な手段と言えます。脳が引き起こす具体的な反応や効果は次のようになります。

①ドーパミンの分泌

誰かのために頑張るという気持ちは、脳内でドーパミンという神経伝達物質を分泌させます。ドーパミンは、意欲や快感、集中力を高める効果があり、目標達成に向けて行動する原動力となります。

②扁桃核の活性化抑制

人間の感情は扁桃核の判断をもとにつくられていて、不安や恐れなどのネガティブな感情も司る脳の部位です。サポーターイマージュリーによって、安心感や幸福感を得ることで、扁桃核の活動を抑制し、ネガティブな感情に振り回されにくくなります。

③記憶の強化

サポーターとのポジティブな記憶を繰り返し思い出すことで、その記憶が強化されます。これにより、目標達成に向けてのモチベーションを維持しやすくなります。

「サポーターイマージュリー」は、誰かのために頑張るという気持ちを原動力に、脳の力を最大限に引き出すためのテクニックです。ぜひ、あなたも「サポーターイマージュリー」を実践し、目標達成を目指しましょう。

TRAINING

4

目標を現実的なイメージに変え、脳に焼き付ける「目標達成のイメージュリー」

明確な目標を持つことは、私たちのモチベーションを高め、それを実現するのに必要な心のエネルギーを生み出してくれます。目標があることによって私たちは方向性を見つけ出し、進むべき道がわかります。

そこで重要になるのが、「**イマージュリー**」です。**イマージュリーとは、言葉で設定した目標を現実的なイメージに変え、脳に焼き付けることで、そのゴールを目の前に引き寄せる力のことです**。

言葉に書くよりも絵に描いたほうがわかりやすいのと同じで、**目標を達成した時の情景、感情などを映像や音、香りなど五感に響くものとしてリアルにイメージする**ことで、脳はそれを現実のこととして認識し、目標達成に向けて全力で働き出します。

最後に、前述した「夢・目標設定ワーク」とは異なるアプローチで目標を実現させる

「目標達成のイマージュリー」を紹介します。

▼「目標達成のイマージュリー」の具体的なステップ

①リラックスして潜在意識への扉を開く

まず、リラックスすることが重要です。**楽な姿勢で座り、全身の力を抜いてリラックスします。深呼吸、特に腹式呼吸を行うことで、リラックスがさらに深まり、潜在意識への扉が開かれていきます。**腹式呼吸は、横隔膜を意識的に上下させる呼吸法です。息を吸う時にはお腹を膨らませ、吐く時にはお腹を凹ませるのが特徴です。この呼吸法を行うことで、副交感神経が優位になり、心身の緊張が解け、リラックス効果が得られます。

②目標達成状態をイメージする

次に、**目標達成状態をイメージします。単に目標を達成したという映像を思い浮かべるのではなく、できるかぎりリアルなイメージを描くことが重要です。**

例えば、試合での勝利であれば、その時の会場の雰囲気、観客のざわめき、勝利の瞬間、自分の感覚までイメージしてください。五感を研ぎ澄ませ、その瞬間の空の色や匂い、風の爽やかさまで感じられるようになると、イメージはより鮮明になります。

イメージを鮮明にするためには、具体的な場所、時間、登場人物などを設定することも有効です。また、目標達成時の感情をリアルに想像することで、モチベーションを高めることができます。

③成功を喜んでくれる人をイメージする

そこに、**あなたを応援し、あなたの成功を心から祝福してくれる人たちの喜びのイメージを加えます**。

チームメイト、監督やコーチの喜んだ顔、また家族や友人が満面の笑みであなたの肩を叩き、手を握ってくれるところをイメージしましょう。自分だけを喜ばせるよりも、自分以外の誰かを喜ばせようとする時に、人は実力を超えた頑張りを発揮するものです。

誰かの喜びを想像することで、目標達成へのモチベーションを高めることができます。また、その喜びを分かち合うことで、達成感をより大きくすることができます。

④乗り越えるべき課題・問題点をイメージする

目標は到達点であり、明確な目標設定はそこへ到達するまでのプロセスを明らかにしてくれます。そのプロセスには、クリアすべき課題、克服すべき問題点が必ずあるはずです。**目標を実現するためには、今の自分に何が足りないか、どんなことが必要なのか、また、何をしたらいいかを具体的にイメージします。**

目標達成を妨げる要因を事前に把握し、課題や問題点をイメージすることは、対策を立てるうえで重要です。また、困難を乗り越えるための具体的な計画を立てることで、目標達成への道筋を明確にすることができます。

⑤必ずできるという自己暗示をかける

目標達成までのプロセスには、多くの困難が待ち受けています。素晴らしい目標であればあるほど、その困難も大きくなります。そうでなければ、やりがいもなく、達成した時に味わえる喜びもあまり大きくないでしょう。

人は普通、自分に不可能だと思えることを目指そうなどとは思いません。だからこそ、「私なら絶対できる」「今の状態に満足する私じゃない。もっともっとすごい自分を見せてやる」など、強気の自己暗示の言葉を用意しておき、それを少なくとも5回以上、自分に語りかけていきます。

自己暗示は、自信を高め、目標達成へのモチベーションを維持するうえで有効です。また、困難に立ち向かう勇気を与えてくれます。潜在意識が開いているリラックスな状態で行うと、脳は本気でそれを信じ始めます。

⑥喜んでいる自分をイメージする

目標を達成した時に心に湧いてあふれ出す喜びをイメージします。喜びには、すでに課題や問題点を乗り越え、苦しさを克服した喜びが加わっています。達成の喜びをイメージすることで、目標達成への意欲を高めることができます。また、達成感を事前に味わうことで、目標達成への自信を深めることができます。

⑦再び目標達成状態をイメージする

最後に再び、目標達成状態のイメージを脳に焼き付けます。すでに、目標達成のイメージを味わっているので、最初に行った時よりもはるかに強固なイメージになっているはず

です。ですから、今度の目標に対して本当にワクワクした気持ちが生まれます。繰り返しイメージを行うことで、目標達成への意識を潜在意識に深く刻み込むことができます。また、目標達成へのモチベーションを維持することができます。

⑧イメージングの実践と継続

以上のイメージングを、目標が決まった日から「眠る前のゆったりした時間」に毎晩行ってください。こうしてでき上がったイメージによって、翌日のあなたの思いと行動が決まってきます。

重要なのは、具体的にイメージすることです。五感を使い、できるかぎりリアルにイメージしましょう。また喜びや興奮など、目標達成時の感情を込めてイメージします。これを継続し、毎日繰り返し行うことで、効果が出てくるはずです。

「目標達成のイマージュリー」は、単なる願望ではなく、目標を達成するための強力なツールです。イメージを脳に焼き付けることで、潜在能力が活性化し、目標達成に向けて自然と行動できるようになります。

西 田 一 見（にしだ　はつみ）

株式会社サンリ代表取締役社長、JADA日本能力開発分析協会代表理事、SBTグランドマスターメンタルコーチ（潜在能力開発コーチ）、Athletes Business United　特別講師。経営コンサルタント、スポーツメンタルトレーナー。静岡県生まれ、東京理科大学卒業。

人間の脳の使い方と能力開発について興味を持ち、イメージトレーニングの研究開発に取り組む企業株式会社サンリに入社。大脳生理学と心理学に基づく科学的なメンタルトレーニング、脳の機能にアプローチする画期的な潜在能力開発プログラム「SBT（スーパーブレイントレーニング）」を実践・指導してきた。スポーツチームの潜在能力開発トレーニングを指導し、学生スポーツではあらゆる競技で全国初出場、初代表校を続出させた。SBTは甲子園で優勝した駒大苫小牧高校や慶應義塾高校、東京五輪、パリ五輪などのメダリストも多数指導し、能力の開花に貢献。自身も大谷翔平選手を擁する花巻東高校を指導した実績がある。さらに脳からアプローチする社員教育によって仕事への価値観を変え、企業の業績が飛躍的に伸びる驚異の経営コンサルタントとしても話題に。

多数のメディアへの出演や寄稿がある。

著書に『大谷翔平の成信力』（清談社Publico）、『イヤな気持ちは3秒で消せる!』『ビジネスNo.1理論』（以上、現代書林）、監修に『慶應メンタル』（ワニブックス）などがある。

科学的《かがくてき》に脳《のう》と心《こころ》を覚醒《かくせい》させる 最強《さいきょう》のメンタルトレーニング
成功《せいこう》を信《しん》じられる人《ひと》だけが成功《せいこう》する

2025年 3月20日　初版発行

著　者　西田一見 ©H.Nishida 2025
発行者　杉本淳一

発行所　株式会社日本実業出版社　東京都新宿区市谷本村町3-29 〒162-0845
編集部　☎03-3268-5651
営業部　☎03-3268-5161　振　替　00170-1-25349
https://www.njg.co.jp/

印 刷・製 本／新日本印刷

ISBN 978-4-534-06176-8　Printed in JAPAN

日本実業出版社の本

下記の価格は消費税(10%)を含む金額です。

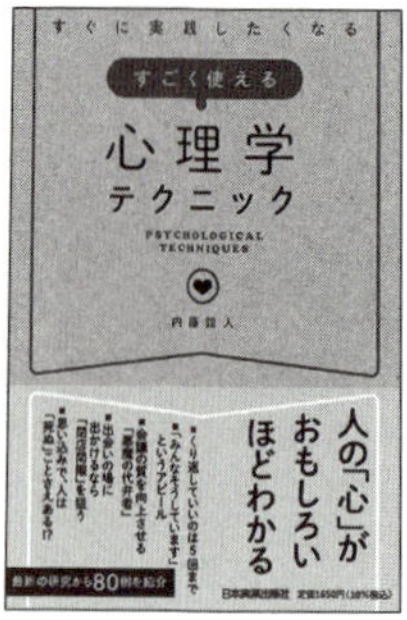

すぐに実践したくなる
すごく使える心理学テクニック

内藤誼人
定価 1650円(税込)

最新の研究に基づいた心理学の「使える」テクニックを、日常生活から人間関係、仕事、勉強、お金儲け、恋愛、ダイエットまで驚くほど幅広いテーマをカバーして解説。

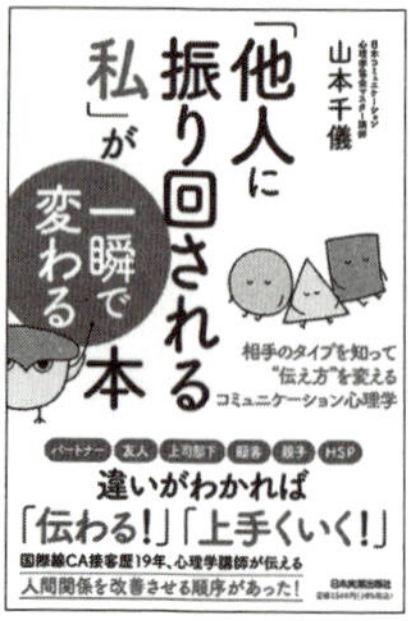

「他人に振り回される私」が一瞬で変わる本
相手のタイプを知って“伝え方”を変える
コミュニケーション心理学

山本千儀
定価 1540円(税込)

生まれ持つ気質を中心にイラストで、【もう、他人に振り回されない!】術を解説。人間関係(パートナー、コミュニティ、上司部下、親子、HSPなど)が気になる人へ。

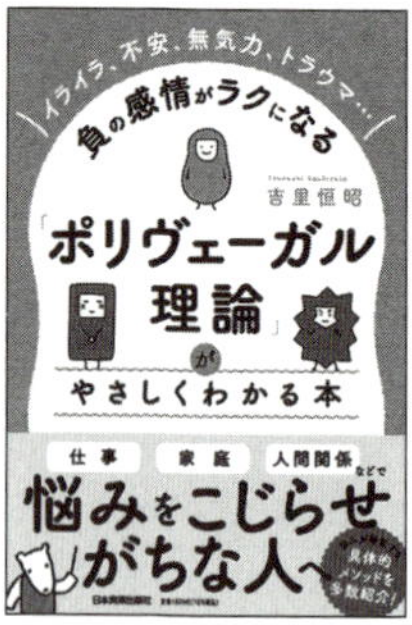

イライラ、不安、無気力、トラウマ……負の感情がラクになる
「ポリヴェーガル理論」がやさしくわかる本

吉里恒昭
定価 1870円(税込)

ポリヴェーガル理論を活用して体と心の調子を整える方法をわかりやすく解説した1冊。赤、青、緑の3色で気分や身体の調子を表現する「ポリ語」で説明します。

定価変更の場合はご了承ください。